डॉ. प्रदीप कुमार अग्रवाल

पटना में कार्यरत रेडियोलॉजिस्ट डॉ. प्रदीप कुमार अग्रवाल का जन्म (1958) गढ़वा (झारखंड) में हुआ। अपनी प्रारम्भिक शिक्षा नेतरहाट आवासीय विद्यालय, नेतरहाट से प्राप्त कर, पटना मेडिकल कॉलेज, पटना (बिहार) से स्नातक चिकित्सा (एम.बी.बी.एस.) एवं स्नातकोत्तर उपाधि (एम.डी., मेडिसीन एवं एम.डी. रेडियोलॉजी) प्राप्त की।

राष्ट्रीय संस्थानों (पी.जी.आई., चंडीगढ़ एवं एस.जी.पी.जी.आई., लखनऊ) से अपने क्षेत्र में प्रशिक्षण प्राप्त कर इन्होंने बिहार स्वास्थ्य सेवा, इंदिरा गांधी आयुर्विज्ञान संस्थान, पटना एवं राजेन्द्र मेडिकल कॉलेज, राँची से विभिन्न पदों पर कार्य कर चिकित्सा-सेवा एवं शिक्षण-कार्य किए।

इनकी कहानियाँ हिन्दी की प्रतिष्ठित पत्रिकाओं में छप चुकी हैं। इनकी एक अन्य पुस्तक 'गुर्दा रोग' राजकमल प्रकाशन से प्रकाशित है।

गुर्दा रोग
किडनी के रोग

डॉ. प्रदीप कुमार अग्रवाल
एम.बी.बी.एस., एम.डी. (मेडिसिन)
एम.डी. (रेडियोलॉजी)

राजकमल पेपरबैक्स

राजकमल पेपरबैक्स में
पहला संस्करण : 2012
तीसरा संस्करण : 2018

राजकमल पेपरबैक्स : उत्कृष्ट साहित्य के जनसुलभ संस्करण

राजकमल प्रकाशन प्रा. लि.
1-बी, नेताजी सुभाष मार्ग, दरियागंज
नई दिल्ली-110 002
द्वारा प्रकाशित

शाखाएँ : अशोक राजपथ, साइंस कॉलेज के सामने, पटना-800 006
पहली मंजिल, दरबारी बिल्डिंग, महात्मा गांधी मार्ग, इलाहाबाद-211 001
36 ए, शेक्सपियर सरणी, कोलकाता-700 017

वेबसाइट : www.rajkamalprakashan.com
ई-मेल : info@rajkamalprakashan.com

बी.के. ऑफसेट
नवीन शाहदरा, दिल्ली-110 032
द्वारा मुद्रित

मूल्य : ₹99

GURDA ROG
Kidney Ke Rog
by Dr. Pradip Kumar Agrawal

ISBN : 978-81-267-2180-1

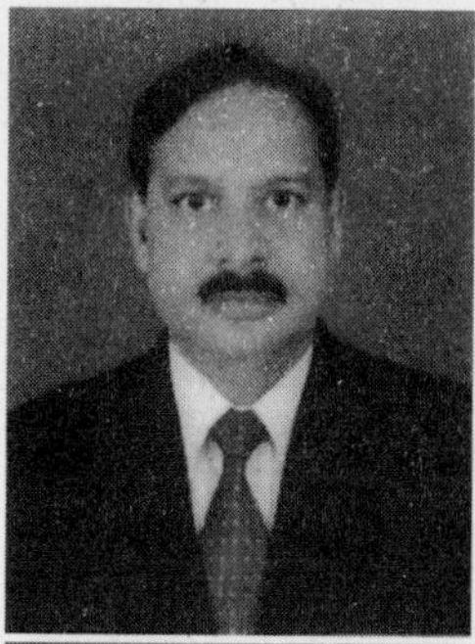

डॉ. नवीन चन्द्र प्रसाद

एम.बी.बी.एस., डी.टी.सी.डी., एम.डी.
अध्यक्ष, इंडियन एसोसिएशन ऑफ फिजीशियन

आधुनिक चिकित्साशास्त्र के विशेषज्ञों के द्वारा हिन्दी में स्वास्थ्य विषयों पर पुस्तकें कम ही लिखी गई हैं और आम जनता के लिए गुर्दा रोग (किडनी) पर हिन्दी में पुस्तक लिखने का सम्भवतः यह प्रथम प्रयास ही है, जो तथ्य स्वागत योग्य है। डॉ. प्रदीप कुमार अग्रवाल ने गुर्दा रोग जैसे क्लिष्ट विषय पर आश्चर्यजनक रूप से सरल भाषा में विचार रखे हैं जो सहजतापूर्वक पढ़े एवं समझे जा सकते हैं।

संक्रामक रोगों (Infectious Diseases) को अलग कर देने पर बची बीमारियों में गुर्दा रोगों की संख्या लगभग दस प्रतिशत पाई गई है। आधुनिक जीवनशैली की बीमारियाँ, यथा मोटापा, उच्च रक्तचाप एवं मधुमेह के कारण भी गुर्दा रोगों की संख्या बढ़ रही है। अनेक औषधियों, विशेषकर दर्दनाशक दवाओं के अत्यधिक प्रयोग से भी गुर्दों को क्षति पहुँचती है। गुर्दों के काम नहीं करने पर मनुष्य का जीवन सीमित हो जाता है। गुर्दों के इतने महत्त्वपूर्ण अंग होने के बावजूद इसके रोगों के प्रति जानकारी का अभाव एवं उदासीनता समाज में व्याप्त है। इसका कारण सम्भवतः गुर्दा रोगों के प्रारम्भिक अवस्था में स्पष्ट लक्षणों का न होना है। मरीज रोग की गम्भीरता से शुरू में अनजान रहते हैं और पता लगने पर भौंचक हो जाते हैं। चिकित्सक के लिए भी स्थिति कठिन होती है क्योंकि अधिकांशतः गुर्दा रोग पूर्णरूपेण निराकरणीय (Curative) नहीं है एवं रोग पर नियंत्रण कठिन एवं उपाय महँगे होते हैं।

यह कृति हिन्दी में गुर्दा रोगों पर एक विश्वसनीय एवं तथ्यपरक पुस्तक की कमी को पूरा करती है। अत्यन्त विद्वतापूर्ण ढंग से लिखी गई इस किताब में गुर्दा रोगों, इनके इलाज एवं बचाव की जानकारियाँ क्रमवार रूप में दी गई हैं।

मैं डॉ. प्रदीप कुमार अग्रवाल को लम्बे अरसे से जानता हूँ। ये एक योग्य एवं समर्पित चिकित्सक हैं। अपने कार्य को सेवा भाव से करने के साथ-साथ, उत्कृष्टता की ऊँचाई छूने का प्रयास करते हैं। ये बहुमुखी प्रतिभा के धनी हैं। इनकी भावुकता-भरी हृदयस्पर्शी कहानियाँ अनेक पत्रिकाओं में प्रकाशित हो चुकी हैं।

प्रस्तुत पुस्तक एक पूर्ण पुस्तक है। इसमें गुर्दा रोग के बारे में करीब-करीब सभी जानकारियाँ दी गई हैं तथा इनसे कैसे बचा जाए, इसके बारे में भी विस्तार से बताया गया है जो पढ़ने वाले को लाभ पहुँचाएगा। गुर्दा रोग के आधुनिकतम उपचार के बारे में भी चर्चा की गई है तथा गुर्दा प्रत्यारोपण के बारे में भी विस्तार से बताया गया है। कई जानकारियाँ अत्याधुनिक हैं जो केवल पाठ्य-पुस्तकों में ही उपलब्ध हैं। यह पुस्तक सामान्य जनता एवं गुर्दा रोगियों के साथ-साथ चिकित्साकर्मियों तथा डॉक्टरों के लिए भी उपयोगी सिद्ध होगी।

बहुत ही परिश्रम से लिखी गई इस पुस्तक के लिए साधुवाद तथा मैं उम्मीद करता हूँ कि जनमानस को इससे लाभ होगा तथा लेखक का प्रयोजन सफल होगा।

–डॉ. नवीन चन्द्र प्रसाद

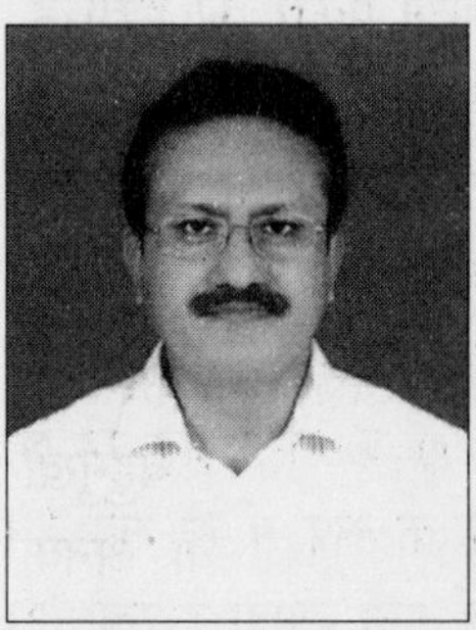

डॉ. हेमन्त कुमार

एम.बी.बी.एस. (गोल्ड मेडलिस्ट), एम.डी. (मेडिसिन),
डी.एम. (नेफ्रोलॉजी)

पूर्व विभागाध्यक्ष, नेफ्रोलॉजी विभाग एवं पूर्व उपाधीक्षक
इन्दिरा गांधी आयुर्विज्ञान संस्थान, पटना (बिहार)

गुर्दा रोग एवं पुस्तक के बारे में

गुर्दा के रोगग्रस्त होने की जानकारी मिलते ही प्रभावित व्यक्ति एवं उसके शुभचिन्तक भयग्रस्त हो जाते हैं। उन्हें लगता है, बीमारी लाइलाज होगी एवं व्यक्ति की आयु सीमित होगी। परन्तु वर्तमान समय में उपलब्ध जानकारियों एवं आधुनिक चिकित्साशास्त्र के उपायों ने इस अवधारणा को मिथ्या सिद्ध कर दिया है। सही निदान, उपचार एवं सावधानी बरत कर गुर्दा रोगी भी स्वस्थ एवं दीर्घायु हो सकता है।

मनुष्य के जिन्दा रहने के लिए गुर्दे का होना आवश्यक है। गुर्दों का मुख्य कार्य शरीर में बने व्यर्थ एवं हानिकारक पदार्थों को मूत्र के रूप में बाहर करना है। लगभग हर मनुष्य के पेट में दो गुर्दे होते हैं। यद्यपि प्रकृति ने हमें दो गुर्दे दिये हैं पर कोई भी व्यक्ति सिर्फ एक ही गुर्दे से सामान्य जीवन बिता सकता है।

गुर्दा रोग के लक्षण तभी उभरते हैं जब इसकी पचास प्रतिशत से अधिक कार्य-ईकाइयाँ किसी कारण से नष्ट हो जाएँ। हर व्यक्ति को गुर्दा रोग के आरम्भिक लक्षणों का ज्ञान होना चाहिए क्योंकि बहुत से गुर्दा रोग ऐसे हैं जिन्हें अगर शुरू की अवस्था में पता चल जाए, उपचार द्वारा बिलकुल ठीक किया जा सकता है।

गुर्दा रोग के प्रमुख लक्षण हैं—शरीर में सूजन, पेशाब की मात्रा में कमी, पेशाब का बनना बन्द हो जाना, पेशाब में जलन, पेशाब में खून का आना, अकारण कमजोरी, खून की कमी तथा रक्तचाप का बढ़ना इत्यादि।

चाहे वह नवजात शिशु हो या वृद्ध मनुष्य, किसी भी उम्र में मनुष्य गुर्दा रोग से ग्रसित हो सकता है। गुर्दा की बीमारी विभिन्न प्रकार की होती हैं। इनमें से कुछ सिर्फ एक ही गुर्दे पर और कुछ दोनों गुर्दों पर बुरा असर डालती हैं। मधुमेह एवं उच्च-रक्तचाप गुर्दों पर नुकसान पहुँचाने वाली प्रमुख एवं आम बीमारियाँ हैं। पूरे विश्व के समान भारत में भी समृद्धि बढ़ने के साथ-साथ आबादी की औसत उम्र और वजन में वृद्धि हो रही है। इन दो कारणों से उच्च रक्तचाप, मधुमेह, वसा-दोष (Lipid disorder) के रोगी बढ़ रहे हैं, जिनकी परिणति गुर्दा रोगियों की संख्या की वृद्धि के रूप में हो रही है। प्रकृति ने हमारे गुर्दों की क्षमता, आवश्यकता से कई गुना ज्यादा दे रखी है। इस कारण अनेक व्यक्ति चिरकालिक (क्रोनिक) गुर्दा रोग से ग्रस्त होने के बावजूद, इसके लक्षण नहीं दिखाते हैं एवं रोग पता लगते-लगते लगभग 80-90 प्रतिशत क्षति हो चुकी होती है। प्रारम्भिक अवस्था में रोग पता लग जाने पर गुर्दों की क्षतिग्रस्त होने की गति घटाई जा सकती है।

गुर्दा रोग के गम्भीर होने से बचा जा सकता है—जैसे कि मधुमेह यानी डायबिटीज से पीड़ित मरीजों में अगर रक्त में शुगर के स्तर को ठीक से, सीमा के अन्दर नियंत्रित रखा जाए तो गुर्दे पर इसका बुरा असर कम किया जा सकता है। इसी तरह उच्च रक्तचाप (High Blood Pressure) के समय पर सही इलाज होने पर गुर्दा की गम्भीर बीमारी से बचा जा सकता है।

कभी-कभी ज्यादा दस्त एवं उल्टी होने पर शरीर में पानी की कमी हो जा सकती है और इसका गुर्दों पर असर पड़ता है। इसलिए किसी भी मरीज को दस्त एवं उल्टी होने पर समीप के चिकित्सा केन्द्र में सम्पर्क करना चाहिए और उचित समय पर अतिसार (डायरिया) जैसी बीमारी का इलाज करवा कर गुर्दा पर बुरा असर पड़ने से बचा जा सकता है।

शरीर में फोड़ा-फुंसी हो जाने से या गले में खराश की बीमारी से भी गुर्दा की बीमारी उत्पन्न हो सकती है। साधारण दवाओं से इनका इलाज हो सकता है और गुर्दों को खराब होने से बचाया जा सकता है।

महिलाओं को जानना चाहिए कि प्रसव एवं गर्भपात साफ-सुथरे ढंग से नहीं करवाया जाए, तो संक्रमण (Infection) के कारण गुर्दा की बीमारी हो सकती है।

प्रसव के बाद यह हमेशा ध्यान रखना चाहिए कि शरीर से अधिक खून न बहे। प्रसव के बाद अत्यधिक रक्तस्राव की स्थिति में चिकित्सक से अवश्य सम्पर्क करना चाहिए क्योंकि प्रसव के बाद एकाएक खून की कमी हो जाने पर गुर्दे खराब हो सकते हैं ।

गर्भावस्था में समय-समय पर महिलाओं को चिकित्सक या महिला स्वास्थ्य सेविका से जाँच करवानी चाहिए ताकि गर्भावस्था में उत्पन्न कुछ रोगों से गुर्दा पर असर पड़ने से बचा जा सके ।

आम उपयोग में आने वाली कुछ दवाएँ जैसे दर्द की गोलियाँ या कीटाणुरोधक दवाएँ (Antibiotics) भी गुर्दों पर बुरा असर डाल सकती हैं। इसलिए इस तरह के दवाओं का सेवन सोच-समझ कर करना चाहिए।

पुरुषों में, उम्र बढ़ने पर पेशाब के रास्ते में एक ग्रंथि, जिसे प्रोस्टेट कहते हैं, के बढ़ने पर या उसमें सूजन आ जाने पर पेशाब के रास्ते में रुकावट आ सकती है और पेशाब रुक-रुककर हो सकता है। ऐसी परिस्थिति में जितनी जल्दी हो सके, चिकित्सकों से सम्पर्क करना चाहिए और उनकी सलाह को मानना चाहिए, ताकि गम्भीर स्थिति से बचा जा सके।

गुर्दा में या पेशाब की थैली में पथरी हो जाने पर इसकी उपेक्षा नहीं करनी चाहिए बल्कि समय पर चिकित्सकों से सलाह लेनी चाहिए ।

खून में यूरिया एवं क्रिएटिनीन के स्तर और पेशाब की जाँच द्वारा यह पता चलता है कि किसी व्यक्ति में गुर्दे की बीमारी है या नहीं और अगर बीमारी है तो इसकी गम्भीरता कितनी है।

गुर्दों की कुछ बीमारियाँ ऐसी होती हैं जो खान-पान में परहेज, आराम और दवा से ठीक की जा सकती हैं। लेकिन कुछ बीमारियों से गुर्दा बिलकुल खराब हो जाता है। ऐसी स्थिति में इलाज दो तरह से किया जा सकता है : 1. डायलिसिस, 2. गुर्दा प्रत्यारोपण।

जैसा कि पहले भी बताया जा चुका है, कोई भी व्यक्ति एक ही गुर्दे से सामान्य जीवन बिता सकता है, यही कारण है कि 25 वर्ष से अधिक एवं 60 वर्ष से कम उम्र का दो गुर्दे वाला व्यक्ति अपना एक गुर्दा दान कर सकता है।

पुनः मैं यही बताना चाहूँगा, यद्यपि शरीर में दो गुर्दे होने के बावजूद जीवनयापन के लिए एक गुर्दा ही काफी है परन्तु हमें लापरवाह नहीं होना

चाहिए। यदि हम सावधानी रखें, दवाओं का उपयोग सोच-समझ कर चिकित्सकों की सलाह से करें तो गुर्दों की कष्टदायक बीमारियों से बचा जा सकता है और अगर रोग हो भी जाए तो उसका उचित उपचार गुर्दा विशेषज्ञ की सहायता से सम्भव है। हमें मन से यह भय एवं चिन्ता निकाल देनी चाहिए कि गुर्दा रोग हो जाने पर जीवन सीमित एवं कष्टमय हो जाता है, या गुर्दा रोग लाइलाज होता है।

डॉ. प्रदीप कुमार अग्रवाल ने इस पुस्तक में गुर्दा रोगों के बारे में विस्तृत वैज्ञानिक एवं तथ्यपरक जानकारी सरल भाषा में दी है, जिससे आम पाठक भी सुगमतापूर्वक समझ सकें और व्यावहारिक लाभ उठा सकें। आज केयुग में किसी भी विषय की समझ, जानकारी या ज्ञान व्यक्ति के लिए अमूल्य धन के समान है। डॉ. अग्रवाल का प्रयास प्रशंसनीय है एवं गुर्दा रोगियों के लिए अति लाभकारी है।

–डॉ. हेमन्त कुमार

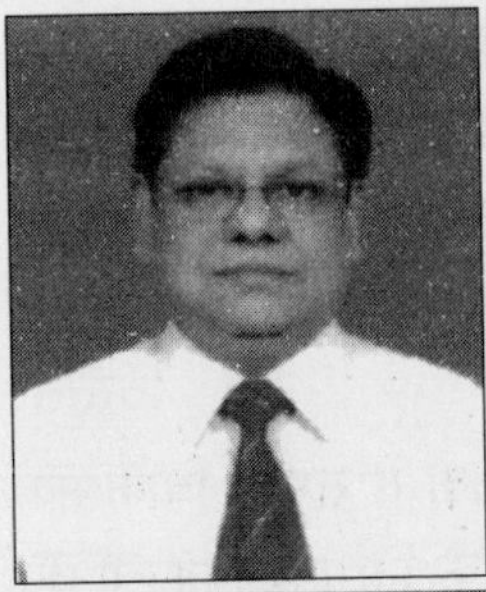

लेखक की कलम से...

आज चिकित्सा के क्षेत्र में क्रान्ति आ गई है। पिछली अर्द्धशताब्दी में रोगों, इनके निदान एवं उपचार की जानकारी और अवधारणा में आमूल परिवर्तन हो गये हैं। पहले वैद्य, हकीम और डॉक्टर नब्ज पकड़कर तजुर्बे से इलाज करते थे, पर अब हर रोग के लिए विभिन्न जाँचों में प्रमाण ढूँढ़े जाते हैं एवं साक्ष्य आधारित चिकित्सा (Evidence Based Medicine) की जाती है। विज्ञान जिस प्रकार जीवन के हर क्षेत्र में बदलाव लाया है, उसी भाँति अब चिकित्सक भी वैज्ञानिक अवधारणाओं एवं यंत्रों-उपकरणों पर निर्भर हो चुके हैं। आम आदमी के लिए इन वैज्ञानिक बातों का गहन अध्ययन तो सम्भव नहीं है, परन्तु एक विहंगम जानकारी आवश्यक है जिससे बीमार पड़ने पर वह सभी विकल्पों को समझ सके एवं श्रेष्ठ इलाज करा सके।

भारत की स्वाधीनता के समय इस राष्ट्र की जनसंख्या की औसत उम्र 35 वर्ष होती थी जो अब वर्ष 2011 में लगभग 65 वर्ष हो गई है। बुजुर्गों की बढ़ती तादाद के कारण मधुमेह, उच्च रक्तचाप, हृदय रोग के रोगियों की संख्या के साथ-साथ गुर्दा (किडनी) के रोगियों की तादाद भी बहुत बढ़ी है। पचास से ऊपर उम्र बढ़ने के साथ-साथ गुर्दों के आकार एवं कार्यक्षमता में कमी आती है, जो इनकी जीवन की गुणवत्ता एवं आयु घटाती है। दूसरी तरफ, गुर्दा रोगों के बारे में चिकित्सकों की जानकारी, इलाज के ढंग एवं उपकरणों की गुणवत्ता में अप्रत्याशित वृद्धि हुई है। इसी का परिणाम है कि

चिकित्सा शास्त्र में गुर्दा रोग (Nephrology) एवं मूत्र रोग (Urology) अलग विशेषज्ञता (Specialities) के रूप में विकसित हुई है।

यह पुस्तक मेरे सह लेखन में राजकमल प्रकाशन द्वारा प्रस्तुत 'पेट रोग : व्यावहारिक बातें' की अगली कड़ी के रूप में है, जो पाठकों को कुछ गहन-गम्भीर जानकारी देने का प्रयास है। आम पाठकों के अलावा विज्ञान के दसवीं-बारहवीं स्तर के छात्र, नर्सें, चिकित्साकर्मी एवं चिकित्सक भी इस जानकारी का लाभ उठा सकते हैं।

गुर्दा (किडनी) रोगी अगर अपनी बीमारी को ठीक से समझें, चिकित्सक के बताए एहतियात का पालन करें और चिकित्सा के विभिन्न विकल्पों का लाभ उठाएँ तो अवश्य एक सुखद दीर्घायु जीवन पा सकते हैं।

मैं, पुस्तक लेखन की प्रेरणा के लिए डॉ. बी.के. अग्रवाल एवं डॉ. यतीश अग्रवाल, लेखन परामर्श हेतु डॉ. हेमन्त कुमार, डॉ. नवीन चन्द्र प्रसाद, डॉ. यू.एस. राय, डॉ. ओम कुमार एवं डॉ. पंकज हंस का आभारी हूँ। हिन्दी लेखन के क्षेत्र में उत्साहवर्धन एवं मार्गदर्शन करने के लिए मैं प्रतिष्ठित साहित्यकार डॉ. राकेश कुमार सिंह का अनुगृहीत हूँ।

दूरदर्शन पर प्रसारित 'टोटल-हेल्थ' कार्यक्रमों की प्रश्नोत्तरी एवं चर्चा से इस लेखन में मदद मिली, जिसके लिए मैं प्रस्तुतकर्ता श्री संजीव उपाध्याय एवं श्रीमती किरण भारद्वाज को धन्यवाद देता हूँ। अन्त में, रुचि एवं उत्साह से काम करने के लिए मैं अपने कार्यालय सहयोगियों श्री देवेन्द्र प्रसाद साह, श्री धर्मेन्द्र विश्वकर्मा, श्री शैलेन्द्र कुमार एवं श्री ओंकार नाथ सिंह को धन्यवाद देता हूँ।

–डॉ. प्रदीप कुमार अग्रवाल

अनुक्रम

डॉ. नवीन चन्द्र प्रसाद *5*

डॉ. हेमन्त कुमार *7*

लेखक की कलम से... *11*

1. गुर्दा-मूत्र तंत्र की बनावट एवं कार्य
(Structure & Functions of Kidneys) 15
2. गुर्दों की जन्मजात विकृतियाँ
(Congenital Anomalies) 22
3. गुर्दा एवं मूत्र रोगों के लक्षण
(Symptoms of Kidney & Urinary Diseases) 27
4. गुर्दा एवं मूत्र तंत्र की प्रमुख बीमारियाँ
(Diseases of Excretrory System) 34
5. उत्सर्जन तंत्र की पथरी
(Renal Stone Disease) 41
6. गुर्दा रोग में डॉक्टरी जाँच
(Investigations) 56
7. मधुमेह एवं गुर्दा रोग
(Diabetes & Kidney Diseases) 66
8. उच्च रक्तचाप एवं गुर्दा रोग
(High Blood Pressure & Kidney Diseases) 72

9. गुर्दों पर दवाओं का दुष्प्रभाव
(Side Effects of Medicines) 78
10. गुर्दा-ह्रास
(Kidney Failure) 82
11. गुर्दा रोगों का इलाज
(Treatment of Kidney Diseases) 92
12. गुर्दा प्रत्यारोपण
(Renal Transplantation) 96
13. गुर्दा एवं गर्भावस्था
(Pregnancy & Kidneys) 101
14. गुर्दा रोग में आहार एवं जीवनशैली
(Diet & Life Style in Kidney Diseases) 105
15. प्रोस्टेट ग्लैंड (पुरःस्थ ग्रंथि, गदूद)
(Prostate Gland) 108
16. विविध
(Miscellaneous) 112
17. शब्दावली
(Glossary) 121
18. वजन चार्ट
(Weight Chart) 125
19. संकेत सूची
(Index) 126

***चेतावनी** : इस पुस्तक में दी गई जानकारी स्वास्थ्य एवं गुर्दा रोग की समझ बढ़ाने के लिए है। यह चिकित्सीय परामर्श का विकल्प नहीं है। सही समय पर डाक्टरी सलाह अवश्य लें।*

गुर्दा-मूत्र तंत्र की बनावट एवं कार्य (Structure & Functions of Kidneys)

अध्याय-1

उत्सर्जन तंत्र (Excretory System)

उत्सर्जन तंत्र हमारे पेट में स्थित अंगों के उस समूह को कहते हैं, जो मूत्र बनाता है, संचय करता है और थोड़े-थोड़े समय के अन्तराल पर विसर्जित करता है। इस अंग समूह में दो गुर्दे (किडनी), दो मूत्रवाहिनी (यूरेटर), एक मूत्राशय (यूरिनरी ब्लैडर) तथा एक मूत्रनली (यूरेथ्रा) होती है। दोनों गुर्दों को अलग-अलग मूत्रवाहिनी नली मूत्राशय को जोड़ती है, जब कि मूत्राशय से मूत्र त्याग एक ही मूत्रनली से होता है। (चित्र सं.-1)

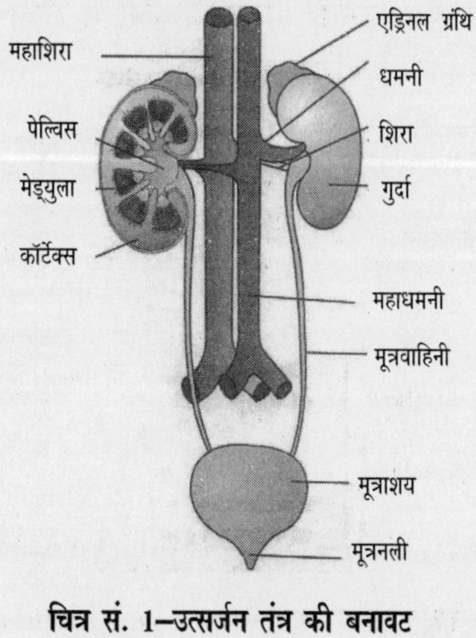

चित्र सं. 1–उत्सर्जन तंत्र की बनावट

शरीर की विभिन्न चयापचय (मेटाबोलिक) क्रियाओं के क्रम में उत्तकों, अंगों, मांसपेशियों आदि में कुछ व्यर्थ एवं हानिकारक पदार्थ जैसे नाइट्रोजन युक्त अमोनिया, यूरिया, यूरिक एसिड, आयंस (जैसे सोडियम, पोटेशियम, फॉस्फेट, सल्फेट आदि) बनते हैं। गुर्दों का काम रक्त के इन सभी विषैले अवयवों को छान कर मूत्र बनाना है, जो मूत्रवाहिनी के द्वारा मूत्राशय में जमा किया जाता है। मूत्राशय से मूत्र कुछ-कुछ घंटों के अन्तराल पर बाहर निकाल दिया जाता है। मूत्राशय से मूत्र निकालने की प्रक्रिया पर हमारा नियंत्रण होता है।

इस तंत्र के विभिन्न अंगों का संक्षिप्त विवरण इस प्रकार है :

गुर्दा (किडनी)—लगभग दस सेंटीमीटर लम्बे एवं 150 ग्राम वजन के काजू के आकार के गुर्दे पेट में रीढ़ की हड्डियों के अगल-बगल अवस्थित होते हैं। हर गुर्दा लगभग दस लाख से ज्यादा सूक्ष्म तंतुनुमा, नेफ्रॉन (Nephron) का बना होता है, जो अपने आप में अलग-अलग एक पूर्ण छनन इकाई होती है। ये नेफ्रॉन मूत्र बनाने की प्रक्रिया में पहले रक्त को छानते हैं, उस छने द्रव्य से कुछ उपयोगी तत्त्वों को सोखते हैं, तत्पश्चात् कुछ अनुपयोगी पदार्थ की मात्रा तरल रूप में पुनः विसर्जित करते हैं। यह तरल पदार्थ महीन नलियों से बहता हुआ बड़ी नलियों में पहुँचता है तथा यह मूत्र वक्राकार गुर्दे की गुफा समान थैली, पेल्विस में आ जाता है।

गुर्दे की आंतरिक संरचना में बाहरी भाग कार्टेक्स में छनन ईकाई, ग्लोमेरूलस होती है तथा उसके भीतर मेड्यूला में सूक्ष्म नलिकाएँ होती हैं। नेफ्रॉन के दो भाग होते हैं (चित्र सं.-2) :

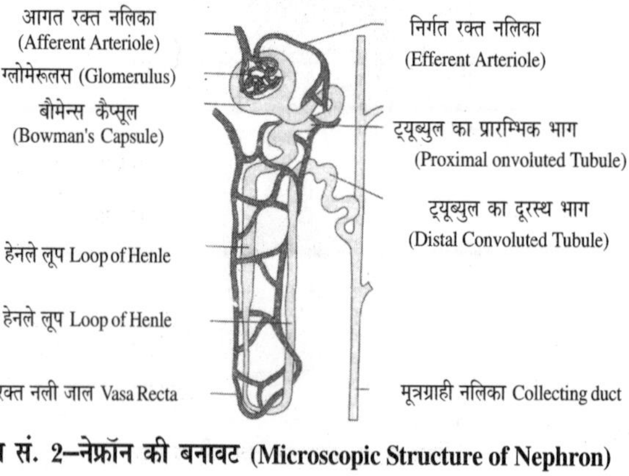

चित्र सं. 2—नेफ्रॉन की बनावट (Microscopic Structure of Nephron)

(1) **ग्लोमेरूलस (Glomerulus)**–यह अतिसूक्ष्म रक्तनलिकाओं (Capillaries) का प्रजाल (Network) है, जिसके एक सिरे आगत रक्त नलिका से अशुद्ध रक्त प्रवेश करता है तथा दूसरे सिरे बाह्यगामी रक्त नलिका से छना हुआ रक्त बाहर निकल जाता है।

(2) **रीनल ट्युब्यूल (Renal Tubule)**–यह रक्त के छनने से बनी मूत्र को ग्रहण करनेवाली नलिका है, जिसका एक सिरा कप के आकार (Bowman's Capsule) में फैल कर ग्लोमेरूलस को घेर लेता है, और इसकी परतें छन्ने (Filter) का काम करती हैं। कई ट्युब्यूल के दूसरे सिरे आपस में जुट कर संग्राही नली (Collecting Duct) बनाते हैं जो गुर्दे की मूत्रग्राही थैली (Renal Pelvis) में खुलती है। ग्लोमेरूलस एवं बोमैन्स कैप्सूल को संयुक्त रूप से मैलपीजियन बॉडी (Malpighian Body) कहते हैं। (चित्र सं.-3)

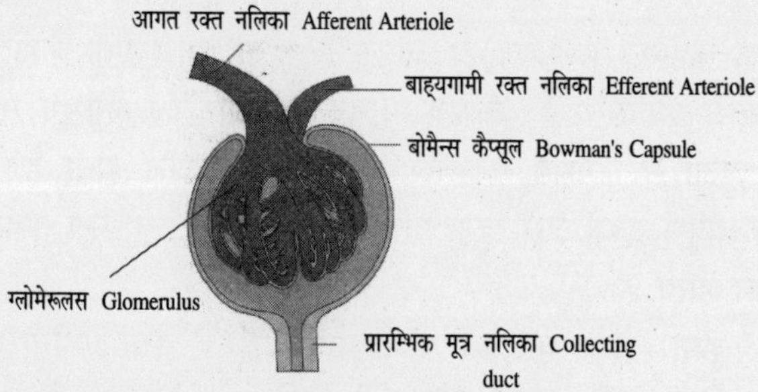

चित्र सं. 3–मैलपीजियन बॉडी (Malpighian Body)

मूत्र बनकर किडनी की गुफा समान पेल्विस में आता है, तत्पश्चात मूत्रवाहिनी के द्वारा मूत्राशय तक पहुँच जाता है। (चित्र सं.-4)

दोनों गुर्दों को मिलाकर वयस्क मनुष्य में प्रति मिनट लगभग 1200 मिलीलिटर रक्त प्रवाहित होता है, जो हृदय के द्वारा प्रति मिनट पम्प किए

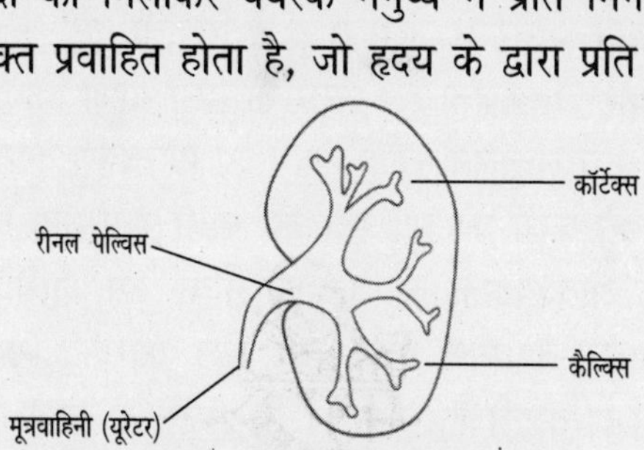

चित्र सं. 4–गुर्दे की मूत्रग्राही संरचना

जा रहे रक्त की मात्रा का लगभग चौथाई हिस्सा है। इस रक्त के छानने से प्रति मिनट लगभग एक से दो मिलीलिटर मूत्र बनता है।

मूत्राशय (यूरिनरी ब्लैडर)–मूत्र बनने के बाद मूत्रवाहिनी से होता हुआ मूत्र मूत्राशय में आकर जमा होता है, और कुछ-कुछ घंटों के अन्तराल पर मूत्रनली के द्वारा शरीर से बाहर निकाल दिया जाता है। मूत्राशय मांसपेशियों का बना थैला है, जो मूत्र जमा करने के पात्र का काम करता है। एक वयस्क मनुष्य के मूत्राशय की क्षमता 300 से 700 मि.ली. होती है। स्त्रियों के मूत्राशय की क्षमता पुरुषों की अपेक्षा ज्यादा होती है। स्त्री एवं पुरुषों के गुर्दों एवं मूत्र तंत्र के अन्य अंगों की बनावट एवं कार्यशैली समान होती है।

गुर्दों का कार्य

एक कहावत है–'जल ही जीवन है'। यह मात्र एक कहावत नहीं, अपितु यथार्थ एवं सत्य है। वयस्क मानव के शरीर का लगभग साठ प्रतिशत एवं शिशुओं में लगभग पचहत्तर प्रतिशत भाग जल होता है। शरीर के सभी महत्त्वपूर्ण द्रव्यों जैसे खून, पाचक रस, लार, आँसू, मूत्र आदि का बड़ा भाग जल होता है।

हमारे शरीर के प्रायः सभी पोषक तत्त्व, यथा एमीनो एसिड, ग्लूकोज, विटामिन, खनिज धातु (मिनरल) आदि जल में घुलनशील होते हैं एवं जल के माध्यम से ही शरीर की कोशिकाओं में प्रवेश करते एवं इनसे बाहर निकलते हुए एक सन्तुलन की स्थिति बनाए रखते हैं।

हम भोजन के तरल रूप–दाल, दूध, जूस तथा सीधे पानी पीकर जल ग्रहण करते हैं। दूसरी तरफ शरीर से जल; साँस से निकली वायु के द्वारा, पसीना, मूत्र एवं मल से बाहर निकलता है। शरीर के द्वारा ग्रहण किए गए एवं ह्रास किए गए जल के बीच सन्तुलन बनाए रखने का महत्त्वपूर्ण कार्य गुर्दों के द्वारा किया जाता है। इस कार्य को गुर्दे मूत्र की मात्रा बढ़ा-घटा कर करते हैं।

हमारी दैनिक आवश्यकता की जल की मात्रा, उम्र, शारीरिक गतिविधि, वातावरण के आर्द्रता-तापमान एवं अन्य कुछ कारकों (यथा स्त्रियों में गर्भावस्था) पर निर्भर करती है। वयस्कों में भोजन के साथ लिए गए अंश को मिलाकर जल की आवश्यक मात्रा दो से चार लीटर हो सकती है।

कम पानी पीने, अधिक पसीना, कै-दस्त, अतिमूत्रता आदि के कारण हमारे शरीर में जल की कमी हो सकती है और हम निर्ज्जलीकरण (डिहाइड्रेशन) के शिकार हो सकते हैं। शरीर के जलांश में बीस प्रतिशत से ज्यादा कमी जान के लिए खतरनाक सिद्ध हो सकती है। शरीर में जल की कमी होने पर प्यास लगती है, जो मस्तिष्क के द्वारा जल की कमी होने का सिग्नल है।

शरीर में जल की अधिकता होने पर सूजन आ सकता है एवं पेट में छाती की झिल्लियों में पानी जमा हो सकता है।

गुर्दों के प्रमुख कार्य निम्न प्रकार हैं :

(1) **शरीर में जल की मात्रा नियंत्रित रखना**–आपने ध्यान दिया होगा ज्यादा पानी पीने से पेशाब ज्यादा बनता है एवं कम पीने से कम। साथ ही, जब गर्मी के दिनों में पसीने से ज्यादा पानी निकल आता है तो पेशाब की मात्रा घट जाती है। इस पद्धति से गुर्दे शरीर में जल की मात्रा को सन्तुलित रखते हैं। गुर्दों के सूक्ष्म फिल्टर एवं नलिकाएँ, रासायनिक हॉरमोन, जैसे वेसोप्रेसिन एवं एल्डोस्टेरोन आदि के प्रभाव से इस सन्तुलन को रख पाती है।

(2) **खून की सफाई**–गुर्दों का प्रमुख कार्य रक्त को शुद्ध करना होता है। खाना पचाने, अवशोषित होने एवं लिवर में संशोधित होने के क्रम में यूरिया, यूरिक एसिड, क्रिएटिनीन जैसे हानिकारक यौगिक बनते हैं जिन्हें छान कर, गुर्दे मूत्र के द्वारा बाहर निकालते हैं। इसलिए गुर्दों के सही ढंग से काम न कर पाने पर रक्त में इनकी मात्रा बढ़ जाती है जिसे रक्त में यूरिया एवं क्रियेटिनीन की रासायनिक जाँच करके पता लगाया जाता है।

(3) **शरीर में अम्ल-क्षार की मात्रा संतुलित रखना**–गुर्दे शरीर में हाइड्रोजन आयन (अम्लीय) एवं बाइकार्बोनेट (क्षारीय) की मात्रा के नियंत्रण के साथ-साथ सोडियम, पोटेशियम, मैग्नीशियम (Anion) एवं क्लोराइड, फॉस्फेट, बाइकॉर्बोनेट (Cation) की मात्रा ठीक रखते हैं, जिससे शरीर की कोशिकाएँ एवं उत्तक सही ढंग से काम कर पाते हैं।

(4) **रक्तचाप पर नियंत्रण**–गुर्दे अनेक ऐसे हार्मोन बनाते हैं, जिनसे शरीर का रक्तचाप नियंत्रित रहता है। इन हार्मोनों–रेनिन,

एंजियोटेंशिन, एल्डोस्टेरोन, प्रोस्टाग्लैंडिन आदि के प्रभाव से रक्तचाप, जल की मात्रा, अम्ल-क्षार (अर्थात PH) सभी के सन्तुलन एवं नियंत्रण में मदद मिलती है।

(5) **विटामिन 'डी' का निर्माण**–कोलेस्ट्रॉल के अणु को गुर्दे रासायनिक प्रक्रिया के द्वारा कोलेकैल्सिफेरॉल के अणु-विटामिन 'डी' में बदल देते हैं जो हड्डियों एवं दांतों में कैल्शियम तथा फास्फोरस की मात्रा बढ़ाकर उसे मजबूत बनाते हैं। कुछ बच्चों में गुर्दों के अस्वस्थ होने पर विटामिन 'डी' की कमी के दुष्प्रभाव से हड्डियाँ कमजोर हो जाती हैं, शरीर का विकास रुक जाता है और 'सूखा' रोग हो जाता है, जिसे रीनल रिकेट्स (Renal Rickets) कहते हैं।

(6) **लाल रक्त कणों के निर्माण में मदद**–हमारे शरीर में लाल रक्त कण (Red Blood Cell), फेफड़ों से ऑक्सीजन ग्रहण कर उसे उत्तकों तक पहुँचाते हैं। लाल रक्त कणों का निर्माण हड्डियों के अन्दर स्थित मज्जा (Bone Marrow) में होता है। गुर्दों द्वारा बनायी गई इरिथ्रोपायटीन (Erythropoietin) मज्जा में लाल रक्त कणों के उत्पादन को उत्प्रेरित करती है।

दीर्घावधि गुर्दा रोगों (क्रोनिक किडनी डिसीज) में इरिथ्रोपायटिन की कमी के कारण शरीर में लाल रक्त कणों की कमी हो जाती है जिसे एनीमिया (Anaemia) कहा जाता है।

मूत्र (Urine)

गुर्दों के द्वारा उत्सर्जित तरल पदार्थ को मूत्र कहते हैं।

रंग–इसका रंग हल्का पीला (स्ट्रॉ-कलर, पुआल के रंग का) होता है। ज्यादा पानी पीने पर मूत्र जल के समान होने लगता है तथा कम पानी पीने या पसीना ज्यादा निकलने के बाद मूत्र का रंग गहरा पीला हो जाता है। मूत्र का पीला रंग इसमें उपस्थित 'यूरोक्रोम' नामक रंग कण के कारण होता है।

पीलिया (जांडिस) होने पर मूत्र का रंग हल्दी जैसा पीला हो सकता है। मूत्र में रक्त आने पर इसका रंग लाल या भूरा (कोला कलर) हो सकता है। फाइलेरिया के कुछ रोगियों में मूत्र में काइल (Chyle) नामक पदार्थ के आने

पर इसका रंग दूधिया हो सकता है। कुछ दवाओं के सेवन से मूत्र का रंग गुलाबी, नारंगी या नीला भी हो सकता है, जो उस दवा के रसायन या टैबलेट में मिलाए गए रंग के कारण होता है। चुकन्दर के सेवन से कुछ व्यक्तियों के मूत्र का रंग लाल हो सकता है। मलेरिया की गोली क्लोरोक्वीन पेशाब के रंग को भूरा तथा यक्ष्मा की दवा रिफाम्पिसिन मूत्र का रंग नारंगी करा सकती है।

गंध–मूत्र की एक अपनी गंध होती है, जिसकी तीव्रता मूत्र के गाढ़ेपन पर भी निर्भर करती है। अत्यन्त तेज दुर्गंध भरा मूत्र, संक्रमण (Infection) का द्योतक हो सकता है। रक्त शर्करा ज्यादा बढ़ने पर, मूत्र में कीटोंस (Ketones) के आने के कारण इसकी गंध बदल कर सड़े फलों-सी दुर्गंधित (Putrid) हो जाती है।

मूत्र में रक्त, एल्ब्युमिन, शक्कर, पित्त लवण (बाइल सॉल्ट), जीवाणु आदि का प्रवाह असामान्य माना जाता है, तथा उनके कारण की सही खोज एवं उपचार की जरूरत होती है।

मूत्रवाहिनी-मूत्राशय

गुर्दों के द्वारा बनाया गया मूत्र, मूत्रवाहिनी (यूरेटर) के द्वारा मूत्राशय में पहुँचाया जाता है। मूत्राशय में जमा मूत्र कुछ-कुछ अन्तराल पर मूत्रनली (यूरेथ्रा) के द्वारा बाहर निकाल दिया जाता है। पुरुषों की मूत्रनली 12-14 से.मी. लम्बी होती है जबकि स्त्री की 4-6 से.मी.।

प्रोस्टेट ग्लैंड (गदूद)–पुरुषों में मूत्राशय के निकास द्वार के पास मूत्रनली को लपेटे हुए, प्रोस्टेट ग्रंथि होती है। (विवरण पृ.-108)। स्त्रियों में मूत्राशय के पीछे गर्भाशय (यूटेरस) एवं अंडाशय (ओवरी) आदि स्त्री जननांग अवस्थित होते हैं।

अध्याय-2

गुर्दों की जन्मजात विकृतियाँ (Congenital Anomalies)

सामान्यतया हर व्यक्ति के पेट में दो गुर्दे होते हैं जो दायीं एवं बायीं तरफ क्रमशः लिवर एवं तिल्ली (स्प्लीन) के नीचे टिके होते हैं। गर्भ के अन्दर पलते बच्चे में प्रारम्भ में गुर्दों के उत्तक पेट के निचले भाग में रहते हैं, जो बच्चे के विकसित होने के साथ धीरे-धीरे ऊपर खिसककर स्थायी स्थान ग्रहण कर लेते हैं।

अस्थानी गुर्दा (Ectopic Kidney)

कुछ लोगों में भ्रूण के विकास क्रम में ही कुछ बाधा पड़ने से गुर्दे अपने सामान्य स्थान से अलग रह जाते हैं जिन्हें अस्थानी गुर्दा (एक्टोपिक किडनी) कहा जाता है। ऐसी स्थिति में प्रायः गुर्दों के काम पर कोई असर नहीं पड़ता, परन्तु इस तथ्य की जानकारी रोगी के लिए बहुत लाभकारी होती है। उदाहरणार्थ, अगर व्यक्ति की दाहिनी किडनी खिसक कर नाभि के नीचे दाहिनी तरफ एपेंडिक्स के क्षेत्र में आ जाती है, तो व्यक्ति को गुर्दे की पथरी का दर्द होने पर एपेंडिक्स में सूजन-एपेंडिसाइटिस की गलत डायग्नोसिस हो सकती है और एपेंडिक्स के ऑपरेशन की सलाह दे दी जा सकती है। सौभाग्यवश अब अल्ट्रासाउंड जाँच करके इस बात का आसानी से खुलासा हो सकता है। अपने सामान्य स्थान से अलग होने पर पेट के चेक-अप के समय छूने पर गुर्दा एक गोले या गांठ के रूप में महसूस हो सकता है और बीमारी का शक पैदा कर सकता है।

अपने स्थान से खिसके होने के अलावा गुर्दों के आकार में निम्न जन्मजात विकृतियाँ हो सकती हैं–

(1) अश्वनाल गुर्दा (Horse Shoe Kidney)
(2) वक्राकार गुर्दा (Unilateral Fused Kidney)
(3) छोटा गुर्दा (Small Kidney)
(4) एकल गुर्दा (Solitary Kidney)
(5) पॉलिसिस्टिक गुर्दा (Polycystic Kidney)

(1) **अश्वनाल गुर्दा (Horse Shoe Kidney)**–इस विकृति में गुर्दों के निचले ध्रुव आपस में जुट कर घोड़े की नाल जैसा आकार बना लेते हैं, और जुटा हुआ भाग प्रायः पेट के बीच में आ जाता है। (चित्र सं.-5)

(2) **वक्राकार गुर्दा (Unilateral Fused Kidneys)**–कभी-कभी दोनों गुर्दे पेट में एक ही, बायीं या दायीं तरफ होते हैं और आपस में जुटकर 'S' आकार बना देते हैं।

(3) **छोटा गुर्दा (Small Kidney)**–भ्रूण की अवस्था में गुर्दे के विकास में बाधा पड़ने से कभी-कभी एक गुर्दा छोटा रह जाता है। जन्मजात रूप से छोटे गुर्दे की आंतरिक संरचना प्रायः सामान्य होती है तथा यह काम भी करता है; एवं इसकी कमी की भरपाई दूसरा गुर्दा बड़ा होकर देता है (Compensatory Hypertrophy)।

(4) **एकल गुर्दा (Single Kidney)**–किसी व्यक्ति के पेट में एक ही किडनी का होना, दो परिस्थितियों में सम्भव है–

1. जन्मजात (Congenital)–उस व्यक्ति में जन्म से ही केवल एक गुर्दा हो। इसकी सम्भावना पुरुषों में ज्यादा होती है तथा आबादी के 750 में एक व्यक्ति में ऐसी स्थिति होती है।
2. ऑपरेशन–जब एक गुर्दा बीमारी के कारण खराब हो गया हो और निकाल दिया गया हो या एक स्वस्थ गुर्दा प्रत्यारोपण के लिए दान कर दिया गया हो।

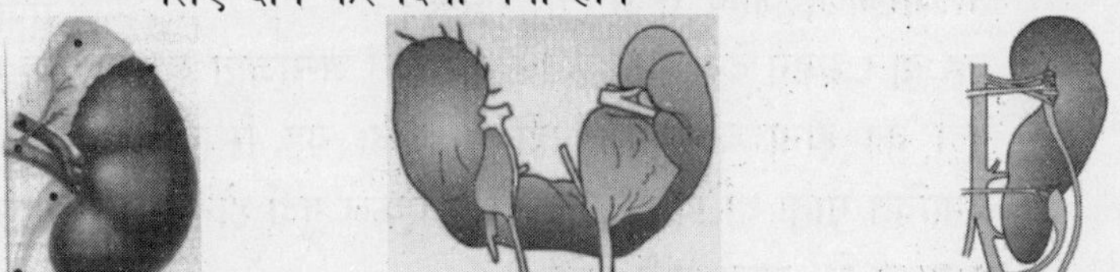

(क) सामान्य आकार किडनी (Normal Shape) | (ख) अश्वनाल आकार किडनी (Horse-Shoe Shape Kidney) | (ग) वक्राकार, युग्म किडनी (Unilateral Fused Kidney)

चित्र सं. 5–गुर्दों के आकार (Shape)

शरीर में एक ही गुर्दा होने का परिणाम

जिस व्यक्ति के शरीर में जन्म से या गुर्दा हटाने के ऑपरेशन के बाद एक ही गुर्दा बचा हो तथा उसे गुर्दे का कोई रोग न हो तो भी उसके जीवन में कोई बाधा नहीं होगी। पूरी उम्र सामान्य तौर पर जीने के लिए हमारे लिए केवल एक गुर्दा ही काफी है।

प्रकृति ने हमें गुर्दों की कार्य ईकाई, नेफ्रॉन की जरूरत की दस गुना मात्रा, रिजर्व के रूप में दे रखी है जिससे गुर्दों के आंशिक रूप से नष्ट होने पर शरीर पर दुष्प्रभाव न पड़े। परन्तु ऐसे व्यक्ति जिनके केवल एक ही गुर्दा हो उनके मूत्रवाहिनी (यूरेटर) में पथरी हो जाए, तो मूत्र प्रवाह में अवरोध पैदा होने से, मरीज की स्थिति तीव्र गति से गम्भीर हो जाएगी और जान पर खतरा पैदा हो जाएगा।

एक ही गुर्दा के मरीजों में गुर्दा के ऊपर चोट लगने के गम्भीर परिणाम हो सकते हैं। मारपीट, दुर्घटना, कुछ खेल (मुक्केबाजी, कराटे, हॉकी, कुश्ती आदि) में गुर्दा के क्षेत्र में चोट लग सकती है।

शरीर में एक ही गुर्दा होने पर बरती जानेवाली सतर्कता

(क) ऐसे मरीजों को किसी भी प्रकार की बीमारी होने पर चिकित्सक से मिलते समय बता देना चाहिए की उसके शरीर में एक ही गुर्दा है। इस जानकारी के आधार पर चिकित्सक उस व्यक्ति को कोई भी ऐसी दवा लेने की सलाह नहीं देगा, जो गुर्दों को हानि पहुँचाती है।

(ख) मूत्र सम्बन्धी या किसी भी अन्य प्रकार की व्याधि होने पर तुरन्त इलाज कराना चाहिए।

(ग) पेट में घातक चोट लगनेवाले खेलों जैसे मुक्केबाजी, कुश्ती, तलवारबाजी आदि से बचना चाहिए।

यह बात ध्यान देने योग्य है कि शरीर में जन्मजात रूप से एक ही गुर्दा का होना वंशानुगत नहीं है, अतः यह स्थिति या विकृति प्रभावित माता या पिता के बच्चों में एकल गुर्दा होने की सम्भावना सामान्य से ज्यादा नहीं होती है।

(5) **पॉलिसिस्टिक गुर्दा रोग**–(पॉली-अनेक, सिस्ट-पानी के बुलबुले जैसी संरचना) यह एक आनुवंशिक रोग है। इस रोग में प्रभावित व्यक्ति के

गुर्दे में छोटी-बड़ी (1-2 मिलीमीटर से 4-5 सेंटीमीटर तक की) पानी के बुलबुले जैसी संरचनाएँ बन जाती हैं। इन बुलबुलों में मूत्र या रक्त मिश्रित मूत्र भरा रह सकता है। हमारे गुर्दों में लगभग दस लाख महीन नेफ्रॉन होते हैं, जो मूत्र बनाते हैं। इनमें दोष होने से सिस्ट बनते हैं, अर्थात् एक सिस्ट एक नेफ्रॉन के नष्ट होने का द्योतक है।

सिस्ट स्वयं तो कार्यहीन हो कर गुर्दों की छनन क्षमता घटाते हैं, पर साथ ही अगल-बगल दबाव दे कर आस-पास के स्वस्थ नेफ्रॉन के कार्य में भी बाधा डालते हैं। इन सिस्ट के कारण गुर्दों का आकार भी बढ़ जाता है। पॉलिसिस्टिक गुर्दा रोग एक आनुवंशिक रोग है, अर्थात् यह गुणसूत्र (क्रोमोजोम) पर पड़े जीन के दोष से होती है। आबादी के लगभग 1000 में एक व्यक्ति के गुर्दों में इस विकृति के होने की सम्भावना रहती है। माता-पिता में किसी एक के इस रोग से प्रभावित होने पर उनके बच्चों में इसके रोग के होने की सम्भावना पचास प्रतिशत रहती है। अगर माता-पिता दोनों ही प्रभावित हों, तो सन्तान में इस रोग के होने की सम्भावना लगभग शत-प्रतिशत हो जाती है।

पॉलिसिस्टिक गुर्दा रोग में, सिस्ट बनने की प्रक्रिया जीवन के प्रारम्भ से ही (कुछ लोगों में गर्भावस्था से ही) शुरू हो जाती है, परन्तु रोग और लक्षण प्रायः 35-40 वर्ष की उम्र के आसपास परिलक्षित होते हैं।

पॉलिसिस्टिक गुर्दा रोग के लक्षण

ऐसे मरीजों का आकार में बढ़ा हुआ गुर्दा पेट में गोला (Lump) का रूप धारण कर सकता है। इस जन्मजात रोग से प्रभावित व्यक्ति उच्च रक्तचाप का शिकार होता है, जिस कारण उसे सिरदर्द, चक्कर, छाती दर्द, कमजोरी आदि हो सकती है। उसे पेट में दर्द हो सकता है तथा पेशाब में रक्त आ सकता है। जाँच-पड़ताल करने पर, विशेषकर अल्ट्रासाउंड जाँच के बाद पॉलिसिस्टिक गुर्दा रोग का सटीक निदान हो पाता है। ऐसे रोगियों में पथरी बनने की सम्भावना ज्यादा रहती है, जिसके बनने पर पेट दर्द आदि शुरू हो सकता है। गुर्दों के अलावा लिवर एवं स्प्लीन में भी सिस्ट हो सकते हैं।

पॉलिसिस्टिक गुर्दा रोग से प्रभावित रोगी के गुर्दे धीरे-धीरे काम करना कम कर देते हैं तथा वे चिरकालिक गुर्दा रोगी (क्रोनिक किडनी डिसीज) बन

जाते हैं। ऐसे रोगियों के गुर्दा प्रत्यारोपण में कठिनाई आ सकती है क्योंकि उनके सगे-सम्बन्धियों में भी यह रोग हो सकता है।

माता-पिता के गुर्दे पॉलिसिस्टिक होने की स्थिति में पुत्र-पुत्रियों के, चिकित्सक के द्वारा निर्देशित अन्तराल पर अल्ट्रासाउंड जाँच कराके, उनमें भी इस रोग के होने की सम्भावना का पता लगाया जाना चाहिए जिससे सही समय पर सावधानियाँ बरती जा सकें।

फ्लोटिंग गुर्दा (Floating or Hypermobile kidney)

गुर्दे सामान्यतया पेट की पिछली दीवार (Retroperitoneum) से सटे होते हैं तथा साँस की गतिविधि से थोड़ा-बहुत ऊपर-नीचे खिसकते हैं। कुछ व्यक्तियों में प्रायः दायीं तरफ का गुर्दा नीचे खिसक जाता है, जिसे फ्लोटिंग गुर्दा (Floating or Hypermobile kidney) कहते हैं।

सामान्यतया इससे कोई हानि नहीं होती है, पर फ्लोटिंग गुर्दे के मूत्रवाहिनी नली के मुड़ने से अगर मूत्र प्रवाह में रुकावट पैदा होती हो तो शल्य चिकित्सा के द्वारा उसे स्थिर (Fix) करने की जरूरत पड़ सकती है।

अध्याय-3

गुर्दा एवं मूत्र रोगों के लक्षण
(Symptoms of Kidney and Urinary Diseases)

उत्सर्जन तंत्र के दो प्रमुख भाग हैं–गुर्दे, जो मूत्र बनाते हैं तथा मूत्रवाहिनी-मूत्राशय-मूत्रनली जो मूत्र का संचयन करते हैं और शरीर से बाहर निकालते हैं। यद्यपि दोनों भाग उत्सर्जन तंत्र के अंग हैं पर इनकी बीमारियों में अलग-अलग प्रकार की तकलीफें होती हैं। गुर्दा रोग के प्रारम्भिक लक्षण, भूख की कमी, कमजोरी, थकान, उबकाई आना, उल्टी होना, खून की कमी एवं उच्च रक्तचाप आदि हैं, जो कई अन्य बीमारियों में भी हो सकते हैं। चेहरे एवं पैरों में सूजन आ सकती है। सुबह सो कर उठने पर आँखों के पपोटे सूजे हो सकते हैं। उपरोक्त लक्षणों से पीड़ित रोगी के मूत्र एवं रक्त की जाँच के बाद ही गुर्दा रोग का पता लग पाता है। प्रायः इन लक्षणों को साधारण तकलीफ मान कर रोगी बहुत दिनों तक इन्हें नजरअन्दाज करते रहता है।

गुर्दा रोग के लक्षण

(क) सूजन (Edema)

यह ज्ञात है कि शरीर के विभिन्न अंग–हृदय, आंत, लीवर, गुर्दे आदि मिल कर शरीर में नमक एवं जल की मात्रा सन्तुलित रखते हैं। जितना जल हम भोजन के साथ एवं पानी पीकर लेते हैं, जल की उतनी ही मात्रा पसीना, साँस, मल एवं मुख्यतया मूत्र से बाहर आ जाती है। इस सन्तुलन के बिगड़ने

पर, जल की कमी होने से निर्ज्जलीकरण (डिहाइड्रेशन) होता है तथा जल की अधिकता होने पर शरीर में सूजन आ जाती है। गुर्दों की अनेक बीमारियाँ शरीर में सूजन कराती हैं।

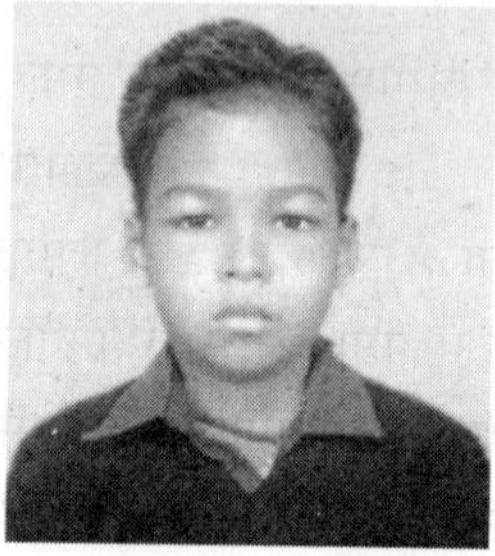

चित्र सं. 6—बच्चे के चेहरे पर सूजन

सूजन की स्थिति में जल का जमाव दिनभर खड़े एवं बैठे रहने के कारण प्रायः पैरों में, एड़ी के पास होता है क्योंकि जल नीचे की दिशा में बढ़ता है। लेटे रहने पर शरीर के अन्दर जल की मात्रा में वृद्धि होने पर यह त्वचा के नीचे जमा होने लगता है। इस कारण आँखों के पपोटे सूज जाते हैं तथा चेहरा एवं शरीर भारी-भारी-सा लगता है। सूजन का पता लगाने के लिए पैर की एड़ी के ऊपर त्वचा को अंगूठे से पूरे एक मिनट़ दबाते हैं, तत्पश्चात् अंगूठा हटाने पर अगर गड्ढा कुछ देर तक बना रहता है, तो इस अवस्था को सूजन कहते हैं।

शरीर में जल का जमाव ज्यादा होने पर, त्वचा के अलावा अन्य स्थानों पर भी जल बढ़ जाता है। जब शरीर में एकत्र अधिक जल पेट में जमा होता है, तो उसे जलोदर (जल + उदर) कहते हैं। जल फेफड़ों को ढकनेवाली झिल्लियों के बीच (प्ल्युरल इंफ्युजन) एवं हृदय की बाहरी झिल्लियों के बीच (पेरिकॉर्डियल इंफ्युजन) भी जमा हो सकता है। शरीर में सूजन होने के अनेक कारण होते हैं। (देखें बॉक्स सं.-1)

ऐसे व्यक्ति, जो अंगों से तो स्वस्थ हों पर जल एवं नमक की मात्रा ज्यादा लेते हों, वातानुकूलित कमरे में दिन भर रहते हों एवं शारीरिक गतिविधि नहीं करते हों उनके पैरों में भी सूजन आ सकती है।

बॉक्स सं.-1

शरीर में सूजन के कारण

(क) जीवन शैली–

- चलने, घूमने, व्यायाम एवं शारीरिक श्रम की कमी।
- नमक का अत्यधिक प्रयोग–पापड़, अचार, पोटैटो चिप्स।
- एयर कंडिशंड कमरे में ज्यादा समय बिताना (पसीने से होनेवाले जल का क्षय रुक जाना)।

(ख) रोग–

- हृदय रोग (हार्ट फेल्योर)।
- लिवर रोग (दीर्घावधि लिवर रोग)।
- पोषण की कमी (न्यूट्रिशनल)–रक्त में प्रोटीन की कमी।
- गुर्दा रोग।
- थायरॉयड हार्मोन की कमी (हाइपोथॉयरायडिस्म)।
- दवाओं का प्रभाव–दर्दनाशक दवाओं तथा कोर्टिसोन ग्रुप की दवा का सेवन।
- शिराओं और लिम्फ नली की बीमारी (जैसे वेरिकोस वेन एवं फाइलेरिया)।

(ग) अन्य–

- स्त्रियों में मासिक धर्म पूर्व एवं गर्भावस्था के दौरान।

गुर्दा रोग के कारण होनेवाले सूजन को प्रायः मरीज या उसके साथी सुबह में आँखों के नीचे सूजन के रूप में नोटिस करते हैं, जो गुर्दा रोग की पहली निशानी हो सकती है।

(ख) मूत्र की मात्रा में परिवर्तन

गुर्दा रोगों के विश्लेषण में एक अत्यन्त सरल परन्तु महत्त्वपूर्ण बात है–पूरे दिन में किए गए मूत्र की मात्रा (Volume) जानना। पेशाब की मात्रा में अत्यन्त कमी या अत्यन्त वृद्धि गुर्दा रोग का संकेत है। गुर्दों का काम मूत्र के माध्यम से शरीर के हानिकारक तत्त्वों को हटाना है, जिसके लिए मूत्र की एक निश्चित मात्रा (वॉल्यूम) की जरूरत होती है। एक वयस्क में प्रतिदिन 800 मिलीलिटर से 2500 मिलीलिटर मूत्र बनता है। पेशाब की मात्रा, दिन भर में पिए गए जल एवं अन्य द्रव्यों की मात्रा तथा पसीने एवं मल से उत्सर्जित जल के अंश पर निर्भर करती है। डायरिया एवं उल्टी से जल निकल जाने पर पेशाब की मात्रा घट जाती है।

अल्प मूत्रता (Oliguria)–अगर मूत्र की मात्रा एक दिन में 400-500 मिलीलिटर से कम हो जाती है तो शरीर से हानिकारक तत्त्व पूरी तरह बाहर नहीं निकल पाते हैं, और इस स्थिति को अल्पमूत्रता (ऑलिगुरिया) कहते हैं।

अमूत्रता (Anuria)–जब शरीर के द्वारा बनाए जा रहे मूत्र की मात्रा 100 मिलीलिटर से कम या शून्य हो जाती है तो उस स्थिति को अमूत्रता (एन्युरिया) कहते हैं। अमूत्रता की स्थिति जान के लिए खतरा हो सकती है।

कभी-कभी व्यक्ति के गुर्दे मूत्र तो बनाते हैं, पर पेशाब के बहाव में रुकावट हो जाती है, जिसके कारण पेट का निचला हिस्सा, पेड़ू फूल जाता है एवं व्यक्ति दर्द से छटपटाने लगता है। चिकित्सक पेड़ू पर हाथ रखकर पेशाब से भरे थैले को परख लेते हैं। ऐसी स्थिति में मूत्र मार्ग (यूरेथ्रा) से एक महीन नली (कैथेटर) डालने पर पेशाब बाहर निकाला जा सकता है।

चिकित्सक के द्वारा उक्त दो स्थितियों, पेशाब का नहीं बनना (जो गुर्दा रोग है) तथा पेशाब का नहीं उतरना (जो मूत्र करने में रुकावट है) में अन्तर करना बहुत आवश्यक होता है।

अतिमूत्रता (Polyuria)–पेशाब ज्यादा होने के दो पहलू हैं–

एक तो पेशाब की मात्रा का ज्यादा होना–अर्थात् वयस्क के लिए चौबीस घंटे में चार लीटर (4000 मिली लीटर) से ज्यादा पेशाब का बनना। दूसरा पहलू है पेशाब करने की बारम्बारता में वृद्धि–इसमें रोगी बार-बार पेशाब करने जाता है परन्तु पेशाब की मात्रा ज्यादा नहीं होती है।

(1) अतिमूत्रता–पेशाब की मात्रा ज्यादा होना (Polyuria)–इसके कई कारण होते हैं। जैसे–

1. रक्त में शुगर की मात्रा का बढ़ना (डायबिटीज),
2. रोगी ज्यादा पानी पी रहा हो,
3. हार्मोन ए.डी.एच. की कमी,
4. दवाओं का प्रभाव–जैसे मैनिटॉल, लैसिक्स, लिथियम का सेवन,
5. शराब का सेवन।

(2) पेशाब बार-बार जाना (Increased Frequency of Micturition)–इसका प्रमुख कारण है–पेशाब की थैली में संक्रमण (सिस्टाइटिस)। इसके अलावा परेशानी, तनाव, नर्वसनेस में भी व्यक्ति बार-बार पेशाब करने जा सकता है।

(ग) प्रोटीनमेह (प्रोटीनुरिया)

हमारे रक्त में विभिन्न प्रकार के ग्लोबुलिन, एल्ब्युमिन आदि प्रोटीन की मात्रा लगभग 7-8 ग्राम प्रति 100 मि.ली. रक्त में होती है। मूत्र से प्रोटीन की एक सूक्ष्म मात्रा, लगभग 150 मि.ग्रा. प्रतिदिन हमारे शरीर से विसर्जित होती है। गुर्दा के रोगों में शरीर से उत्सर्जित एल्ब्युमिन की मात्रा सामान्य से बढ़ जाती है जिस अवस्था को प्रोटीनुरिया या और सटीक अभिव्यक्ति में एल्ब्युमिनुरिया कहते हैं और यह गुर्दा रोग का महत्त्वपूर्ण संकेत है। बुखार के दौरान बिना किसी गुर्दा क्षति के ही एल्ब्युमिन की एक सूक्ष्म मात्रा मूत्र में आ सकती है।

एल्ब्युमिनुरिया के सही अनुमान के लिए चौबीस घंटे के मूत्र को एकत्र करके उसमें एल्ब्युमिन की मात्रा नापी जाती है।

मूत्र के किसी एक सैम्पल में एल्ब्युमिन की मात्रा जानने के लिए रासायनिक पट्टी (डिप-स्टिक या एल्बुस्टिक) का प्रयोग किया जाता है। इसमें एक रसायन लेपित कागज की पट्टी एक या दो मिनट के लिए मूत्र में डुबाई जाती है जिसके रसायन में रंग परिवर्तन के आधार पर मूत्र में एल्ब्युमिन की मात्रा का अनुमान लगाया जाता है।

(घ) युरीमिया (रक्त यूरिया एवं क्रिएटिनिन में वृद्धि) के लक्षण

भूख में कमी, हूल आना, उल्टी (Anorexia, Nausea, Vomiting)

गुर्दा रोगों में रक्त में बढ़े हुए यूरिया तथा क्रिएटिनीन जैसे हानिकारक रसायनों से मस्तिष्क पर बुरा प्रभाव पड़ता है तथा भूख खत्म हो जाती है, हूल आता है और उल्टी हो सकती है। कमजोरी, थकान, नींद की कमी या हरदम उनींदा रहना हो सकता है, जो युरीमिया के लक्षण हैं।

मूत्र रोग के लक्षण

(क) पेशाब में जलन (Dysuria) एवं

(ख) बार-बार पेशाब जाना (Increased Frequency of Urine)

ये दोनों लक्षण कई कारणों से हो सकते हैं परन्तु प्रायः मूत्र मार्ग में संक्रमण के कारण होते हैं। इनके साथ नाभि के नीचे पेट में तथा पीछे कमर में

भी दर्द हो सकता है। दर्द अंडकोषों एवं गुदा-मार्ग की दिशा में बढ़ सकता है।

मूत्राशय के शोथ (सिस्टाइटिस) में थोड़ी-थोड़ी मात्रा में दर्द के साथ बार-बार पेशाब होता है। साथ ही पेशाब के अन्त में एक-दो बूँद ताजा खून या रक्त-मिश्रित मूत्र आ सकता है।

मूत्र नली में संकरापन, मूत्राशय में पथरी एवं प्रोस्टेट ग्रंथि के विकार से भी पेशाब में जलन एवं बारम्बारता में वृद्धि हो सकती है।

(ग) मूत्र करने में रुकावट (Obstruction, Retention of Urine)

मूत्र के प्रवाह में रुकावट मूत्रवाहिनी या मूत्रनली में हो सकती है। मूत्रवाहिनी में रुकावट (जैसे पथरी के कारण) होने पर उस तरफ के गुर्दे की मूत्रग्राही थैली फैल जाती है और गुर्दे के उत्तकों पर दबाव पड़ता है (Hydronephrosis)। मूत्रनली में रुकावट होने पर मूत्राशय को ज्यादा ताकत लगानी पड़ती है। रोगी कूंथते हुए बेचैनी से पेशाब करता है। लम्बी अवधि तक रुकावट रहने पर मूत्राशय की मांसपेशियाँ मोटी हो जाती हैं। रुकावट की तीव्रता ज्यादा होने पर मूत्राशय से बैलून जैसे उभार (Diverticulum) निकल आते हैं, और दोनों गुर्दों में फैलाव (Hydronephrosis) भी हो सकता है।

(घ) रक्तिम मूत्र (हीमैचुरिया)

ज्यादा मात्रा में रक्तस्राव होने पर पेशाब का रंग गुलाबी, चाय या कोला रंग का हो जाता है। कम मात्रा में रक्तस्राव की जानकारी मूत्र की सूक्ष्मदर्शी जाँच में रक्त कण पाए जाने पर मिलती है।

उत्सर्जन तंत्र के किसी भी भाग गुर्दा, यूरेटर और मूत्राशय में रक्तस्राव होने पर लाल, रक्त मिश्रित मूत्र बाहर आ जाता है। मूत्रनली (यूरेथ्रा) में रक्तस्राव होने पर शुद्ध लाल रक्त निकलता है।

पेशाब में रक्त का आना सदैव किसी रोग का सूचक होता है तथा प्रायः बात गम्भीर होती है। अतः शीघ्रातिशीघ्र रक्तस्राव का कारण पता लगाना जरूरी होता है। रक्तस्राव के कारणों की सूची बहुत लम्बी है, अतः इस निदान को विशेषज्ञ चिकित्सकों के भरोसे रखना ही उचित है।

(ङ) अन्य लक्षण

गुर्दों के अस्वस्थ होने पर शरीर के अनेक अंग–हृदय, पाचन तंत्र, श्वसन तंत्र, तंत्रिका तंत्र आदि प्रभावित होते हैं। शरीर में रक्त की कमी (एनीमिया) हो सकती है, जो कमजोरी एवं थकान कराने के साथ-साथ हृदय की कार्यक्षमता घटा कर हार्ट फेल्योर (Heart-Failure) करा सकता है।

गुर्दा रोगी के रक्तचाप में वृद्धि होती है जो हार्ट-अटैक का कारण बन सकता है।

शरीर में हार्मोनों के असन्तुलन के चलते कामेच्छा (Libido) में कमी आ सकती है। रोग प्रतिरोध क्षमता में कमी होने से विभिन्न अंगों में संक्रमण (Infection) हो सकता है।

अध्याय-4

गुर्दा एवं मूत्र तंत्र की प्रमुख बीमारियाँ (Diseases of the Excretory System)

1. गुर्दाशोथ-गुर्दे में सूजन (नेफ्रॉइटिस)

गुर्दों के बाहरी भाग (कोर्टेक्स) में स्थित इसके मुख्य उत्तक अर्थात नेफ्रॉन में सूजन को नेफ्रॉइटिस या गुर्दाशोथ कहा जाता है। जब यह सूजन तीव्र गति से हो सकता है तो उसे तीव्र गुर्दाशोथ (एक्यूट नेफ्रॉइटिस) कहते हैं। अल्ट्रासाउंड जाँच में इस रोग में गुर्दों का आकार सामान्य या थोड़ा बढ़ा हुआ हो सकता है।

लम्बी अवधि के गुर्दों के सूजन रोग में उसके उत्तक शनैः शनैः नष्ट होने लगते हैं जिस कारण गुर्दे की लम्बाई घट जाती है तथा यह सिकुड़ (कांट्रैक्ट) जाता है। इस चिरकालिक गुर्दाशोथ को चिकित्सीय भाषा में 'क्रोनिक ग्लोमेरूलोनेफ्राइटिस' कहते हैं। ये दोनों रोग, तीव्र गुर्दाशोथ तथा चिरकालिक गुर्दाशोथ वास्तव में दो अलग-अलग रोग प्रक्रियाएँ हैं, न कि एक ही बीमारी की अलग-अलग अवस्थाएँ। गुर्दाशोथ के कुछ अन्य प्रकार भी होते हैं, पर उनकी जानकारी गैर-चिकित्सीय पाठक के योग्य नहीं होगी।

(क) तीव्र गुर्दाशोथ (Acute Nephritis)

तीव्र गुर्दाशोथ बच्चों में ज्यादा होता है। यह प्रायः चमड़ी या टॉन्सिल्स में स्ट्रेप्टोकॉक्स बैक्टीरिया के संक्रमण के कुछ हफ्तों बाद होता है। चिकित्साशास्त्रियों का मानना है कि उपरोक्त संक्रमण से लड़ने के लिए शरीर प्रतिरोधी तत्त्व (एंटीबॉडी) बनाता है। कीटाणुओं के एंटीजेन तथा शरीर की एंटीबॉडी के मिलने से जो एंटीजेन-एंटीबॉडी काम्प्लेक्स बनता है

उसके गुर्दों में पहुँचने से इसके फिल्टर में सूजन होती है। ये एंटीजेन-एंटीबॉडी काम्प्लेक्स (स्तवक-सम्मिश्रण) गुर्दे के छन्ने (ग्लोमेरूलाई) को क्षति पहुँचाते हैं, जिस कारण गुर्दों से प्रोटीन का स्राव ज्यादा होने लगता है तथा प्रभावित व्यक्ति को प्रोटीनुरिया होने लगता है। साथ ही, शरीर में सूजन एवं रक्तचाप में वृद्धि हो जाती है। मूत्र में रक्त आ सकता है और गुर्दों की कार्यक्षमता घट सकती है।

बच्चों में सर्दी-खाँसी होने के कुछ हफ्ते बाद अगर चेहरे पर सूजन आती है, तो गुर्दाशोथ का शक होता है। रात को सोने पर शरीर का अधिक द्रव्य आँख के नीचे जमा होकर पपोटों में सूजन कराता है और सुबह उठने पर चेहरे की सूजन नोटिस की जाती है। मूत्र की मात्रा प्रायः घट सकती है।

त्वरित गुर्दाशोथ का इलाज सम्भव एवं सफल है परन्तु इसे सदैव गुर्दा रोग विशेषज्ञ की देख-रेख में कराना चाहिए।

बचाव–इससे बचाव हेतु बच्चों में जब भी सर्दी-खाँसी हो, यह विश्लेषण करना होता है कि इसका कारण वायरस है कि बैक्टीरिया। अगर सर्दी-खाँसी में स्ट्रेप्टोकॉक्स बैक्टीरिया के संक्रमण की आशंका हो तो उसका निदान एवं इलाज मुस्तैदी से होना चाहिए, जिससे बच्चे के गुर्दों पर दुष्प्रभाव न होने पाए।

आहार–तीव्र गुर्दाशोथ से पीड़ित बच्चों के भोजन में नमक, जल एवं कुछ दिनों तक प्रोटीन (दाल, मांस, दूध, अंडा आदि) कम देने की सलाह दी जाती है। इनका पोषण कार्बोहाइड्रेट (चावल, आटा, आलू आदि) तथा वसा (घी, मक्खन आदि) से किया जाता है।

प्रारम्भ में प्रोटीन कम देने से यूरिया जैसे व्यर्थ पदार्थ कम बनते हैं, परन्तु रोग के नियंत्रित होते ही तथा मूत्र की मात्रा बढ़ते ही प्रोटीन की मात्रा बढ़ाकर सामान्य कर दी जाती है। शरीर में सूजन कम हो जाने पर नमक एवं जल की मात्रा भी सामान्य कर दी जाती है।

(ख) चिरकालिक गुर्दाशोथ (Chronic Glomerulonephritis)

तीव्र गुर्दाशोथ के कुछ रोगियों की एवं अन्य ज्ञात-अज्ञात कारणों से गुर्दों की कार्यक्षमता स्थायी रूप से नष्ट होने लगती है। गुर्दे आकार में छोटे हो जाते हैं तथा इनकी बाहरी सतह दानेदार (ग्रैन्युलर) हो जाती है।

सूक्ष्मदर्शी (माइक्रोस्कोप) उपकरण से ऐसे गुर्दों के उत्तक की जाँच करने पर इसके नेफ्रॉन नष्ट पाए जाते हैं। अल्ट्रासाउंड जाँच में गुर्दों की ध्रुवीय लम्बाई वयस्क में आठ सेंटीमीटर से कम होने पर 'चिरकालिक गुर्दाशोथ' का निदान किया जाता है। ज्यादा पेशाब होना, ज्यादा प्यास लगना, आलस्य, कमजोरी, थकान आदि इसके लक्षण हैं।

गुर्दों की कार्यक्षमता नष्ट होने के कारण मूत्र से व्यर्थ पदार्थ निकल नहीं पाते हैं, इसलिए रक्त में यूरिया एवं क्रिएटिनीन का स्तर बढ़ने लगता है तथा युरीमिया के लक्षण (पृ.-31) आने लगते हैं।

चूँकि गुर्दे गम्भीर एवं स्थायी रूप से क्षतिग्रस्त होते हैं अतः ऐसे रोगियों को प्रायः डायलिसिस या गुर्दा-प्रत्यारोपण की आवश्यकता पड़ती है।

(ग) नेफ्रोटिक सिंड्रोम (Nephrotic Syndrome)

नेफ्रोटिक सिंड्रोम कुछ लक्षणों का समूह है, जो गुर्दा के अस्वस्थ होने के कारण होता है। इसके तीन प्रमुख अवयव हैं–

1. शरीर में सूजन।
2. मूत्र में प्रोटीन का अत्यधिक स्राव (प्रोटीनुरिया)।
3. रक्त में एल्ब्युमिन प्रोटीन के स्तर में गिरावट (हाइपोएल्ब्युमिनिया)।

नेफ्रोटिक सिंड्रोम अनेक कारणों से होता है परन्तु बच्चों में प्रायः यह गुर्दों में सूजन (नेफ्राइटिस) एवं वयस्कों में मधुमेह के कारण (डायबिटिक नेफ्रोपैथी) होता है।

नेफ्रोटिक सिंड्रोम का प्रारम्भिक लक्षण शरीर में सूजन है, जो चलते-फिरते रहने पर पैरों में एवं रात को सो कर उठने पर सुबह चेहरे पर परिलक्षित होता है।

नेफ्रोटिक सिंड्रोम के कारण की सटीक पहचान एवं श्रेष्ठ उपचार के लिए गुर्दा रोग विशेषज्ञ की सलाह जरूरी होती है।

आहार–नेफ्रोटिक सिंड्रोम के दो लक्षणों के कारण उनके आहार में परिवर्तन की जरूरत पड़ती है। एक–शरीर में सूजन होने के कारण नमक एवं जल की मात्रा पर नियंत्रण रखना होता है। दो–मूत्र से एल्ब्यूमिन का अत्यधिक विसर्जन होने के कारण उसकी भरपाई प्रोटीन की मात्रा बढ़ाकर की जाती है।

(घ) गुर्दा एवं मूत्र मार्ग का संक्रमण
(Infection of Kidneys & Urinary Bladder Tract)

कई बार रोगी कहते हैं कि उन्हें 'बी. कोलाई' या 'ई. कोलाई' हो गया है। इसका क्या अर्थ है? वास्तव में रोगी या चिकित्सक इन शब्दों से मूत्र तंत्र के संक्रमण (इंफेक्शन) की तरफ इशारा करते हैं। मूत्र मार्ग में कीटाणुओं के पनपने पर पेशाब में जलन, पेशाब करने में दर्द एवं हल्का बुखार आदि लक्षण होते हैं। ऐसे रोगियों के मूत्र की 'कल्चर' जाँच करने पर 'बेसिलस कोलाई' (पर्यायवाची-इस्चरेरिशिया कोलाई) नामक जीवाणु पाया जाता है, जिस कारण इस रोग को 'बी. कोलाई' या 'ई. कोलाई' की संज्ञा दी जाती है।

मूत्र मार्ग में संक्रमण बहुलता से होनेवाला रोग है। यह पुरुषों की अपेक्षा स्त्रियों में ज्यादा बारंबारता से होता है क्योंकि महिलाओं की मूत्र नली (यूरेथ्रा), पुरुषों की अपेक्षा छोटी एवं सीधी होती है जिस कारण योनि के आस-पास पनपते जीवाणु आसानी से मूत्र तंत्र में प्रवेश कर जाते हैं।

लक्षण–गुर्दा मूत्र तंत्र के संक्रमण को विश्लेषण करने हेतु दो भागों में बांटते हैं–

4. **ऊपरी मूत्र तंत्र संक्रमण**–जिसमें गुर्दा एवं गुर्दे में स्थित मूत्र मार्ग (रीनल पेल्विस) प्रभावित होता है (पाइलो-नेफ्राइटिस)।
5. **निचला मूत्र मार्ग संक्रमण**–जिसमें मूत्राशय एवं मूत्रनली में सूजन आती है। (सिस्टाइटिस एवं यूरिथ्राइटिस)।

ऊपरी मूत्र मार्ग संक्रमण में सिहरन एवं कंपकंपी के साथ बुखार एक प्रमुख लक्षण होता है। साथ में बदन दर्द, थकान, कमर दर्द, पीठ की तरफ गुर्दों के स्थान पर दर्द, बार-बार पेशाब जाना आदि लक्षण होते हैं।

निचले मूत्र मार्ग संक्रमण में मूत्राशय की झिल्ली में सूजन हो जाती है (सिस्टाइटिस)। इस कारण रोगी को थोड़ी-थोड़ी मात्रा में बार-बार पेशाब होता है। उसे नाभि के नीचे पेड़ू में दर्द, पेशाब में जलन तथा बुखार हो सकता है। मूत्राशय में पेशाब की अल्प मात्रा (20-30 मिलीलिटर) होने पर भी पेशाब करने की तीव्र इच्छा होती है। पेशाब में रक्त या पेशाब करने के अन्त में एक-दो बूँद खून आ सकता है। पेशाब में पस होने के कारण पेशाब का रंग गँदला हो सकता है। पेशाब करने के दौरान असहनीय पीड़ा होती है। मूत्र मार्ग के संक्रमण (युरेथ्राइटिस) में भी मिलते-जुलते लक्षण होते हैं।

स्त्रियों में निचले मूत्र मार्ग के संक्रमण का प्रमुख कारण योनि एवं बाह्य जननांगों की सफाई पर ध्यान नहीं देना है। इन अंगों को स्वच्छ एवं शुष्क रखकर तथा मासिक धर्म के दौरान स्वच्छता पर विशेष ध्यान रखकर संक्रमण से बचा जा सकता है।

हनीमून सिस्टाइटिस—विवाहोपरांत प्रथम सहवास के बाद कौमार्य भंग होने पर कुछ नवविवाहिता युवतियों के पेशाब की थैली में सूजन हो जाती है—जिस अवस्था को हनीमून सिस्टाइटिस कहते हैं।

प्रथम सहवास के दौरान वीर्य द्वारा पुरुष के मूत्र-मार्ग में उपस्थित कीटाणुओं के योनि में प्रवेश के कारण हनीमून सिस्टाइटिस का संक्रमण होता है। मूत्र के रुटीन एवं कल्चर जाँच से कीटाणु का प्रकार पता किया जाता है एवं एंटीबायोटिक दवा से इलाज किया जाता है।

यूरेथ्रल सिंड्रोम (Urethral Syndrome)—कुछ व्यक्तियों, प्रायः स्त्रियों में पेशाब में जलन एवं पेड़ू में दर्द होता है, जो मूत्रनली एवं मूत्राशय में संक्रमण की सम्भावना बताते हैं, परन्तु इनकी मूत्र की कल्चर जाँच में बैक्टीरिया नहीं मिलते हैं। यह तकलीफ साबुन से एलर्जी के कारण या बढ़ती उम्र में योनि की झिल्ली के सूखेपन (Dryness) के कारण हो सकती है। कभी-कभी यह स्थिति कुछ विशेष प्रकार के कीटाणु (कलेमाडिया ग्रुप) के कारण होती है। यूरेथ्रल सिंड्रोम से प्रभावित स्त्रियों को प्रायः कीटाणुरोधी (एंटीबैक्टीरियल) दवा की जरूरत नहीं पड़ती है।

(ङ) हिपैटोरीनल सिंड्रोम (Hepatorenal Syndrome)

लिवर की गम्भीर बीमारी—सिरोसिस या किसी अन्य लिवर रोग में कभी-कभी स्वस्थ गुर्दे भी काम करना बन्द कर देते हैं। लिवर रोगों के कारण गुर्दे के काम करने में आई कमी को हिपैटो-रीनल सिंड्रोम कहते हैं।

कुछ लिवर रोगों में महाधमनियों के द्वारा पेट में आ रहे रक्त की एक बड़ी मात्रा लिवर में खिंच जाती है और गुर्दे को मिलनेवाली रक्त की मात्रा घट जाती है, जो इनके सही ढंग से काम करने में बाधा डालता है। ध्यान देने योग्य बात है कि हिपेटो-रीनल सिंड्रोम से प्रभावित गुर्दा ह्रास के मरीजों के गुर्दों की बनावट एवं उनके उत्तक स्वस्थ होते हैं।

लिवर रोग के कारण गुर्दों के काम में बाधा जैसी जटिल स्थिति का विश्लेषण एवं उचित उपचार विशेषज्ञ चिकित्सक के द्वारा ही सम्भव होता है।

(च) गुर्दों का तपेदिक रोग (Renal Tuberculosis)

गुर्दों की तपेदिक, प्रायः शरीर के किसी अन्य भाग जैसे फेफड़ों की तपेदिक के फैलाव के कारण होती है। उत्सर्जन तंत्र की तपेदिक में गुर्दा, मूत्रवाहिनी, मूत्राशय तथा पुरःस्थ ग्रंथ (प्रोस्टेट) में रोग हो सकता है।

इन रोगियों को मूत्र करते समय जलन एवं दर्द हो सकता है। उनके मूत्र में रक्त या पस आ सकता है, साथ में तपेदिक रोग के अन्य लक्षण यथा शाम के समय बुखार, पसीना, कमजोरी, वजन में गिरावट आदि हो सकते हैं। रोगी को साथ में अन्य अंगों के तपेदिक रोग के लक्षण जैसे खाँसी, बलगम में खून, पेट फूलना, जलोदर आदि भी हो सकते हैं। इनके मूत्र की जाँच में पस कोशिकाओं के आधिक्य पाए जाने के बावजूद साधारण कल्चर में कीटाणु नहीं पनपते हैं। विशेष प्रकार की कल्चर तकनीक के द्वारा मूत्र में तपेदिक रोग के बैक्टीरिया (माइकोबैक्टीरियल ट्यूबरक्लोसिस) को पनपाया जा सकता है।

त्वचा की ट्यूबरकुलीन टेस्ट, मूत्र में एसिड फास्ट बैक्टीरिया की जाँच, मूत्र के माइकोबैक्टीरियल कल्चर, रक्त में तपेदिक की एलाइजा जाँच आदि से गुर्दों के तपेदिक रोग का निदान किया जाता है। सही समय पर निदान एवं पूरा इलाज न होने पर गुर्दे के तपेदिक रोग में गुर्दों की अपूरणीय क्षति हो सकती है। गुर्दों के तपेदिक रोग का इलाज लम्बी अवधि (लगभग 12-18 माह) किया जाता है, जिसके लिए रोगी एवं उनके अभिभावकों को धैर्य की जरूरत होती है।

उत्सर्जन तंत्र का कैंसर (Cancers of the Excretory System)

शरीर के अन्य अंगों की भाँति उत्सर्जन तंत्र में हर प्रकार की, अघातक (Benign), घातक (Malignant) एवं द्वितीयक (Secondary) कैंसर हो सकती है। शरीर में होने वाली सभी कैंसर में लगभग तीन प्रतिशत उत्सर्जन तंत्र में होती है।

बच्चों के गुर्दा में प्रायः नेफ्रोब्लास्टोमा (Nephroblastoma) एवं बुजुर्गों में विल्म ट्यूमर (Wilm's Tumour) नामक कैंसर होता है। इनके प्रमुख तीन

लक्षण पेट में गोला (Lump), मूत्र में रक्त (Haematuria) एवं पेट में दर्द होता है।

सही समय में कैंसर रोग से ग्रस्त गुर्दे को निकाल देने एवं दवाओं तथा रेडियेशन आदि के प्रयोग से इलाज में अच्छी सफलता मिलती है। कैंसर रोगों में 5 वर्षों तक जीवित रहना (5 years survival) इलाज की सफलता का एक महत्त्वपूर्ण मापदंड माना जाता है। गुर्दा कैंसर में सही समय पर इलाज से 75-80 प्रतिशत रोगियों में पाँच वर्ष से ज्यादा जीवन मिल पाता है।

मूत्रग्राही थैली, मूत्रवाहिनी और मूत्राशय में गाँठ के आकार की कैंसर होती है और 'मूत्र में रक्त' के प्राथमिक लक्षण से स्वयं को प्रदर्शित करती है। वयस्कों में बिना दर्द हुए रक्तिम मूत्र (Painless Haematuria) होना इस खतरे से हमें आगाह करता है।

अध्याय-5

उत्सर्जन तंत्र की पथरी
(Renal Stone Disease)

पेट के भीतर स्थित दो अंगों–गुर्दों एवं पित्ताशय (गॉल ब्लैडर) में पथरी का बनना आम बीमारी है। दोनों अंगों में पथरी बनने का कारण, उनके लक्षण और इलाज की विधियाँ पूर्णतया अलग-अलग होती हैं। यहाँ हम मात्र गुर्दों एवं मूत्र तंत्र की पथरियों की चर्चा करेंगे।

मनुष्यों में मूत्र तंत्र की पथरी के प्रमाण ऐतिहासिक अवशेषों में भी मिलते हैं। इजिप्ट के पिरामिडों में दफनाई गई 'ममी' की एक्स-रे जाँच में उनके मूत्र तंत्र में पथरियाँ दिखी हैं। भारतीय चिकित्सा शास्त्र के जनक 'सुश्रुत' के आलेखों में मूत्रतंत्र की पथरी की शल्य चिकित्सा का विवरण मिलता है।

गुर्दे की पथरी एक आम एवं कष्टकारी समस्या है। पेट में तेज दर्द होने का यह एक प्रमुख कारण है। आबादी के लगभग 10 प्रतिशत व्यक्तियों को जीवन काल में कम-से-कम एक बार गुर्दे की पथरी की शिकायत होती है। यह पुरुषों में, स्त्रियों की अपेक्षा ज्यादा होती है (पुरुषःस्त्री अनुपात-2:1)। 20 से 50 वर्ष के ऐसे व्यक्तियों में, जो ज्यादातर धूप-गर्मी-पसीनेवाली जगहों में कार्य करते हैं, पथरी बनने की सम्भावना ज्यादा रहती है। हमारे देश के पंजाब प्रांत में, जहाँ धूप भरे खेतों में काम करनेवालों व्यक्तियों में पसीना ज्यादा निकलता है तथा वे दूध-लस्सी ज्यादा पीते हैं, उत्सर्जन तंत्र की पथरियाँ ज्यादा होती हैं।

गुर्दे शरीर में चयापचय (मेटाबोलिज्म) के दौरान बने विषैले अवशिष्ट पदार्थों को जल में घुला कर मूत्र के रूप में निकालते हैं। जब इनमें से कुछ पदार्थ घोल से बाहर आकर ठोस कणों का रूप धारण कर लेते हैं, तब पथरी

बनती है। किसी कारण से जब पेशाब की मात्रा कम बनती है, या मूत्र तंत्र में कहीं मूत्र का जमाव होता है, तब पथरी ज्यादा बनती है।

गुर्दे की पथरी निम्न पदार्थों से बनी हो सकती है–

1. कैल्शियम ऑक्जेलेट
2. फॉस्फेट (कैल्शियम, मैग्नेशियम के साथ)
3. यूरिक एसिड
4. सिस्टोन

कुछ लोग सोचते हैं कि भोजन के साथ पेट में चली गई कंकरी मूत्र में पथरी के रूप में आती है, जो सत्य नहीं है। मूत्र तंत्र की पथरियाँ उत्सर्जन तंत्र में ही बनती हैं, न कि खाने के साथ शरीर में जाती हैं। गुर्दों के द्वारा छाने जा रहे मूत्र में जब उपरोक्त पदार्थों के क्रिस्टल (महीन कण) ज्यादा आते हैं तो वे आपस में चिपक कर पथरी का केन्द्र (न्युक्लियस) बनाते हैं। धीरे-धीरे इस सूक्ष्म केन्द्र पर प्रोटीन एवं नये कण चिपक कर पथरी का आकार बढ़ा देते हैं।

मूत्र तंत्र में कहीं रुकावट होने पर जमा मूत्र के क्रिस्टल प्रक्षेपित (Precipitate) होकर पथरी बना सकते हैं।

1. कैल्शियम ऑक्जेलेट स्टोन (Calcium Oxalate Stone)

मूत्र में घुले कैल्शियम एवं ऑक्जेलेट की मात्रा ज्यादा होने पर दोनों पदार्थ मिल कर, कणों के रूप में प्रक्षेपित होते हैं तथा पथरी बनाते हैं। ऐसा इन पदार्थों की मात्रा के ज्यादा सेवन करने से या शरीर के मेटाबोलिज्म में परिवर्तन आने से होता है।

कैल्शियम ऑक्जेलेट स्टोन की सतह खुरदरी होती है, जिस कारण ये रक्तस्राव (Bleeding) कराते हैं। इनकी सतह पर रक्त पिगमेंट के जमने से इनका रंग कत्थई हो जाता है।

मानव शरीर के मूत्र तंत्र में होनेवाली पथरियों में लगभग अस्सी प्रतिशत कैल्शियम ऑक्जेलेट की बनी होती है।

2. मैग्नेशियम अमोनियम फॉस्फेट पथरी (Struvite Stone)

मूत्र तंत्र में संक्रमण होने पर, बैक्टीरिया के प्रभाव से अमोनियम ऑयन निकलते हैं, जो फॉस्फेट के साथ यौगिक लवण बनाते हैं एवं पथरी का रूप धारण करते हैं। अमोनियम के अलावा इनमें कैल्शियम एवं मैग्नेशियम भी

मिला होता है। अतः इन्हें 'ट्रिपल फॉस्फेट स्टोन' भी कहते हैं। आकार में धीरे-धीरे बढ़कर यह गुर्दे की मूत्रग्राही थैली (पेल्विस) की आकृति (शेप) धारण कर लेते हैं। इन पथरियों की सतह चिकनी होती है, अतः वे दर्द कम कराते हैं और धीरे-धीरे आकार (साइज) में बढ़ते जाते हैं। इस प्रकार की पथरियों में कई शाखाएँ हो सकती हैं तथा इन्हें 'स्टैग हॉर्न स्टोन' (बारहसिंगे के सींग के आकार का) का विशेषण दिया जाता है।

3. यूरिक एसिड पथरी (Uric Acid Stone)

मूत्र में यूरिक एसिड के ज्यादा उत्सर्जित होने से बननेवाली पथरियाँ भूरे पीले रंग की, तथा इनकी सतह चिकनी होती है। इस प्रकार की पथरी से ग्रसित 10-20 प्रतिशत लोगों को जोड़-दर्द (गाउट) की शिकायत होती है। इन पथरियों में कैल्शियम की मात्रा नहीं होने के कारण ये एक्स-रे में नहीं दिखती हैं।

4. सिस्टीन पथरी (Cystine Stone)

बच्चों में चयापचाय की गड़बड़ी से होनेवाली सिस्टीन पथरियाँ बहुत कम पाई जाती हैं।

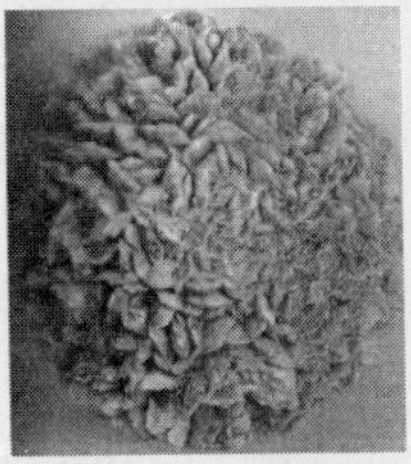

मूत्राशय की ऑक्जेलेट पथरी

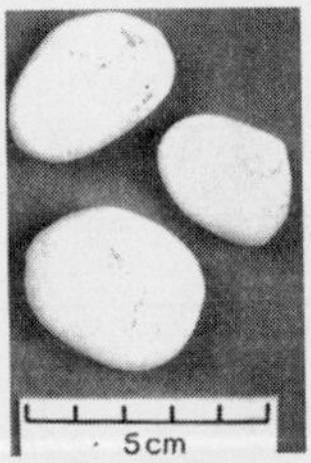

मूत्राशय की यूरिक एसिड पथरी

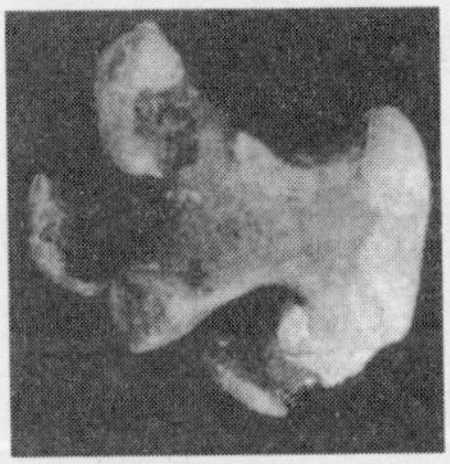

मूत्रग्राही की फॉस्फेट पथरी

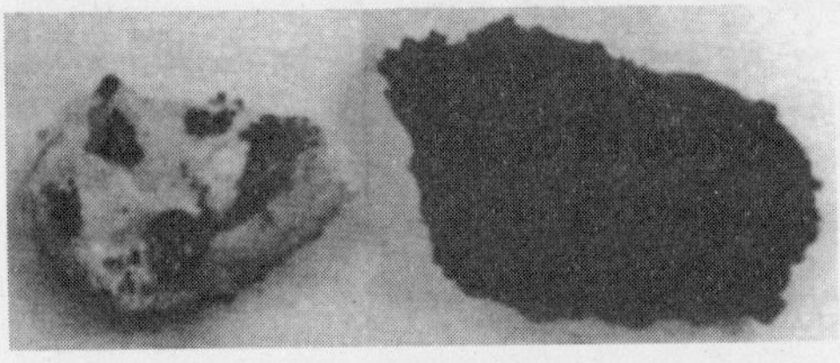

गुर्दे की ऑक्जेलेट पथरी

चित्र सं. 7–पथरियों के चित्र

उपरोक्त पदार्थों में यूरिक एसिड से बनी पथरियों को छोड़कर अन्य सभी को पेट के सादे एक्स-रे में देखा जा सकता है। मूत्र तंत्र की लगभग नब्बे प्रतिशत पथरियों को पेट के सादे एक्स-रे में देखा जा सकता है।

बॉक्स नं. 2

विभिन्न रासायनिक पदार्थों की पथरी

प्रकार	प्रतिशत
1. कैल्शियम ऑक्जेलेट स्टोन	70-80%
2. फास्फेट स्टोन	10%
3. यूरिक एसिड	5-10%
4. सिस्टीन	1%

मूत्र तंत्र में पथरी बनने का कारण

मूत्र तंत्र में पथरी बनने के लिए अनेक बातें जिम्मेदार होती हैं। कुछ बातें हमारे बाहरी परिवेश एवं पर्यावरण से जुड़ी हैं, जबकि कुछ हमारी शरीर के अन्दरूनी संरचना से।

बाहरी कारण--(क) जिन इलाकों में गर्मी के साथ-साथ आर्द्रता (ह्यूमिडिटी) ज्यादा होती है वहाँ मूत्र तंत्र में पथरी ज्यादा बनती है। इस मामले में लगभग पूरे उत्तर भारत में रहनेवालों में पथरी बनने की सम्भावना पूरी रहती है।

(ख) खान-पान में दूध और दूध की बनी चीजें एवं टमाटर, साग, चाकलेट, काजू, खीरा आदि का अत्यधिक प्रयोग भी पथरी को बढ़ावा देता है।

आंतरिक कारण--कुछ व्यक्तियों की जेनेटिक संरचना पथरी को बढ़ावा देती है। एक ही प्रकार का भोजन लेने तथा जलवायु में रहनेवाले दो व्यक्तियों में सम्भव है कि एक व्यक्ति पथरी का बार-बार शिकार हो रहा हो तो दूसरा बिलकुल ही नहीं।

सामान्यतया शरीर की आंतें, कैल्शियम एवं ऑक्जेलेट आदि पथरी करानेवाले पदार्थों की उतना मात्रा ही सोखती है जितनी कि शरीर को

जरूरत होती है। अगर इनकी ज्यादा मात्रा ली जाए, या आंत इन्हें ज्यादा सोख ले, तो मूत्र में इनके उत्सर्जित होने की मात्रा भी बढ़ेगी, जो पथरी बनने को बढ़ावा देगी।

जीन की विविधता के कारण कुछ व्यक्ति 'पथरी बनानेवाले' (Stone Former) और इसके विपरीत, कुछ लोग 'पथरी नहीं बनानेवाले' (Non-Stone Former) होते हैं। 'स्टोन फॉर्मर' के मूत्र में रह-रहकर महीन कण या बालू के आकार की पथरियाँ निकलती रह सकती हैं—कैल्सियुरिया। इनके मूत्र की सूक्ष्मदर्शी जाँच में बहुतायत में क्रिस्टल देखे जा सकते हैं—क्रिस्टल्युरिया। इन क्रिस्टल की आकृति देख कर उनके रासायनिक गुण का पता लग सकता है तथा बचाव एवं इलाज के उपाय किए जा सकते हैं।

मूत्र तंत्र में पथरी के लक्षण

मूत्र तंत्र की पथरी के लक्षण उनके स्थान (यथा गुर्दा, मूत्रवाहिनी, मूत्राशय), आकार (साइज) एवं बनावट (शेप) आदि पर निर्भर करता है। गुर्दों में पथरी वर्षों तक बिना तकलीफ दिए (साइलेंट) पड़ी रह सकती है, और किसी अन्य कारण से की गई एक्स-रे अथवा अल्ट्रासाउंड जाँच में झलक सकती है।

पथरी के लक्षण

1. **दर्द**—मूत्र तंत्र की पथरी का प्रमुख लक्षण पेट में दर्द है जो पथरी के लगभग तीन-चौथाई मरीजों में मिलता है। दर्द का प्रकार एवं तीव्रता पथरी के स्थान पर निर्भर करता है।
   (क) **गुर्दे की पथरी का दर्द (Renal Stone Pain)**—अगर पथरी गुर्दे में हो तो पेट के ऊपरी हिस्से में पीछे की तरफ भारीपन-सा दर्द होता है, जो हिलने-डुलने और सीढ़ियाँ चढ़ने से बढ़ जाता है। दर्द उसी बाजू में होता है, जिस बाजू (बायाँ अथवा दायाँ) के गुर्दे में पथरी होती है।
   (ख) **मूत्रवाहिनी की पथरी का दर्द (Uretric Colic)**—जब पथरी मूत्रवाहिनी नली (यूरेटर) के द्वारा गुर्दे से मूत्राशय की दिशा में

बढ़ती है पेट के बाएँ या दाएँ तरफ (जिधर पथरी हो) तीव्र एवं छटपटाहट करानेवाला दर्द होता है। यह दर्द अत्यन्त कष्टदायक होता है तथा रुक-रुककर होता है। मरीज को बार-बार पेशाब करने की इच्छा होती है। पेशाब थोड़ी-थोड़ी मात्रा में एवं रक्त कणों की उपस्थिति के कारण भूरा या कोका-कोला के रंग का हो सकता है। मूत्रवाहिनी की नली कुछ स्थानों पर संकरी होती है जहाँ पथरी अटक कर तीव्र दर्द कराती है। चित्र सं.-8

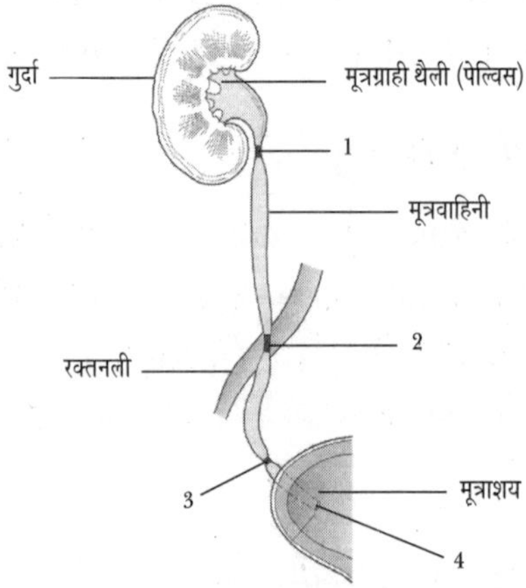

चित्र सं. 8–मूत्रवाहिनी में पथरी अटकने के स्थान (1-4)

1. मूत्रग्राही थैली एवं मूत्रवाहिनी नली की संधि।
2. मूत्रवाहिनी रक्तनली को क्रॉस करती है।
3. मूत्रवाहिनी के मूत्राशय में प्रवेश का स्थान।
4. मूत्रवाहिनी का मूत्राशय में खुलने का छिद्र।

मूत्रवाहिनी की पथरी का दर्द पेट में उसी तरफ (दायाँ अथवा बायाँ) होता है जिस तरफ की मूत्रवाहिनी में पथरी रहती है तथा पेट में ऊपर से नीचे की तरफ बढ़ता है (Loin to Groin)। दर्द के साथ मरीज को उल्टी भी हो सकती है।

(ग) **मूत्राशय में पथरी (Urinary Bladder Stone)**–मूत्राशय की पथरी का दर्द पेड़ू (नाभि के नीचे पेट का भाग) में होता है, जो पेशाब करते समय बढ़ जाता है। दर्द पेड़ू से उतरकर बाह्य जननांगों (पेनिस के छोर) पर जा सकता है। बच्चे के मूत्राशय में अगर पथरी होती है तो पेशाब करते समय वह चीखने-चिल्लाने लगता है और अपने शिश्न (Penis) को खुजलाने/नोचने लगता है।

ध्यान देने याग्य बात है कि पेट दर्द के अनेक कारण होते हैं और हर पेट दर्द को पथरी का लक्षण मान कर परेशान या 'पैनिकी' (Panicky) नहीं होना चाहिए।

2. **पेशाब में रक्त**–पथरी के अपनी जगह से नीचे खिसकने पर, जैसे यूरेटर में उतरते समय, पेशाब रक्तिम हो सकता है। मूत्राशय में पथरी होने पर, पेशाब के अन्त में खून की एक-दो बूँदें आ सकती हैं, जो मूत्राशय की अन्दरूनी झिल्ली के छिलने से होती है।
3. **पेशाब में रुकावट**–मूत्राशय में पथरी होने पर रुक-रुककर पेशाब हो सकता है या पेशाब होते-होते रुक जाता है। ऐसा मूत्रनली के अन्दरूनी द्वार पर पथरी के आ जाने से होता है। रोगी जब अपनी पोजीशन बदलता है, उठता-बैठता या हिलता-डुलता है तब पथरी के आंतरिक मूत्र-द्वार से हट जाने के कारण पेशाब दोबारा होने लगता है। मूत्रवाहिनी (यूरेटर) में पथरी हो जाने पर, पथरी से ऊपर का हिस्सा तथा गुर्दों की मूत्रग्राही थैली फैल जाती है, जिसे 'हाइड्रोनेफ्रोसिस' कहते हैं। इस स्थिति में गुर्दों के उत्तकों को क्षति पहुँचती है।
4. **संक्रमण**–पथरी के कारण मूत्र तंत्र में संक्रमण हो सकता है जिस कारण मरीज के पेशाब में पीब (Pus) आ सकता है और उसे बुखार भी आ सकता है। पथरी के कारण मूत्र मार्ग में अवरोध होने से पेशाब का गुर्दे में या मूत्राशय में जमाव हो जाता है, जिसमें बैक्टीरिया के पनपने से संक्रमण हो जाता है।

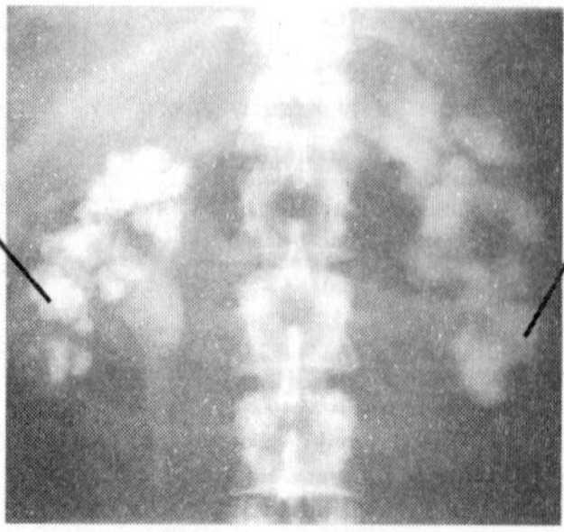

(क)—दोनों गुर्दों की पथरी

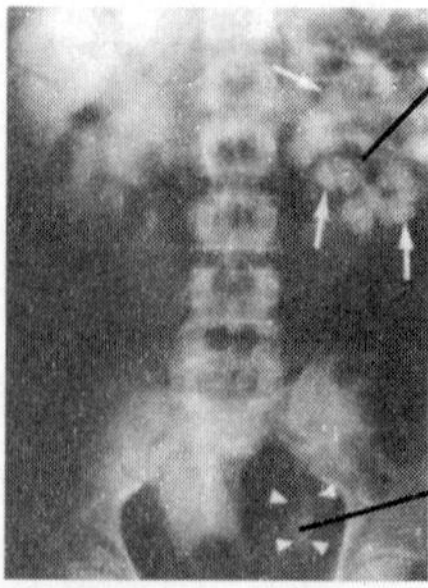

9 (ख)

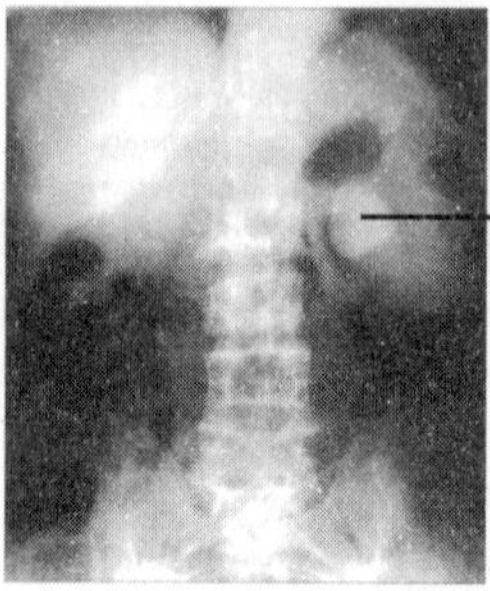

(ग) बाएँ गुर्दे की पथरी

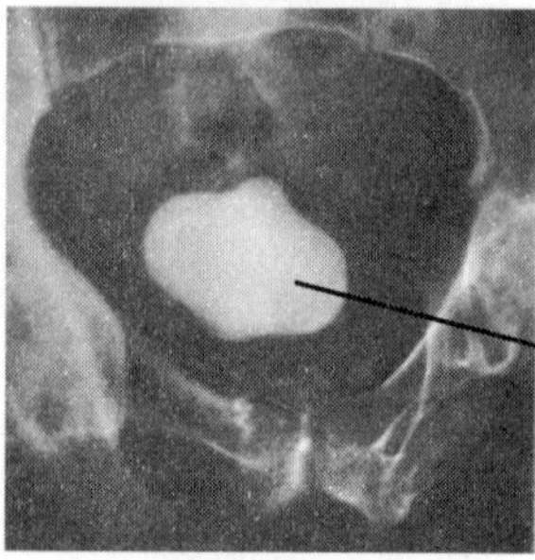

(घ) मूत्राशय की बड़ी पथरी

चित्र सं. 9—मूत्र तंत्र की पथरी के एक्स-रे

मूत्र तंत्र की पथरी का इलाज

पथरी का इलाज तीन स्तरों पर किया जाता है—

1. पथरी के लक्षण—मुख्यतया दर्द का इलाज।
2. मूत्र तंत्र से पथरी को हटाना।
3. भविष्य में दोबारा पथरी बनने की सम्भावना को कम करना।

1. **पथरी के दर्द का इलाज—**पथरी के दर्द से मुक्ति पाने के लिए दर्द निवारक गोली या ज्यादा तकलीफदेह दर्द होने पर इंजेक्शन दिया जाता है।

   पथरी से प्रभावित व्यक्ति को दर्द कभी भी, किसी समय हो सकता है। अतः डॉक्टर की राय से दर्द की गोली साथ रखना उचित होता है, जिससे रात को, या डॉक्टर से दूर रहने पर दर्द होने पर दवा ली जा सके।

दर्द के दौरान बार-बार पेशाब जाने एवं पेशाब में जलन (Dysuria) के लिए दवा एवं संक्रमण से बचने के लिए एंटीबायोटिक दवाएँ दी जाती हैं।

2. **मूत्र तंत्र से पथरी हटाना**–मटर के आकार तक की, अर्थात पाँच-छह मिलीमीटर से छोटी पथरियाँ प्रायः मूत्र तंत्र से स्वयं उत्सर्जित हो जाती हैं। जल की प्रचुर मात्रा लेने से मूत्र प्रवाह के साथ, मूत्र मार्ग के सभी सँकरे बिंदुओं को ये पार कर जाती हैं। (चित्र सं.-8) बड़ी पथरियों को हटाने के लिए पथरी के स्थान पर निर्भर अनेक उपाय उपलब्ध हैं।

(क) गुर्दे की पथरी

(अ) **लिथोट्रिप्सी (Extracorporeal shock wave Lithotripsy)**–बिना शरीर पर चीरा लगाए, विशेष उपकरणों से पथरी को चूर करने की प्रक्रिया को लिथोट्रिप्सी कहते हैं एवं उपकरण को लिथोट्रिप्टर (Lithotripter) कहते हैं। इस विधि में मशीन के द्वारा शरीर पर काट-छाँट किए बिना ही पथरी को चूर किया जा सकता है। मध्यम आकार (2 से.मी. तक) की, कैल्शियम डाईहाइड्रेट की बनी मुलायम पथरियाँ लिथोट्रिप्सी से तोड़ी जा सकती हैं। गुर्दे की कुछ पथरियाँ (कैल्शियम मानो हाइड्रेट युक्त) अत्यन्त कड़ी होती हैं और लिथोट्रिप्टर उन्हें तोड़ने में असफल हो सकता है।

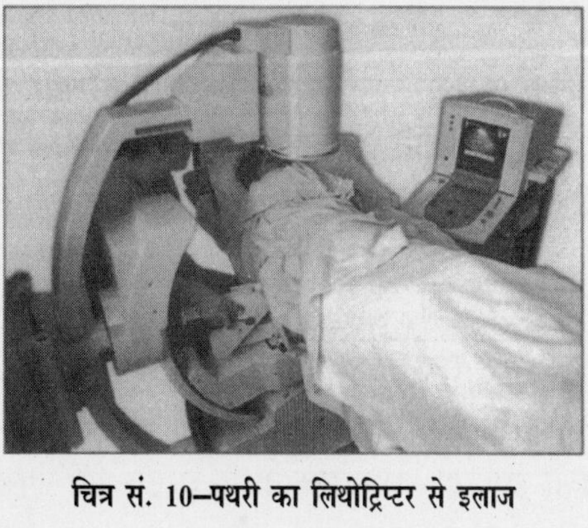

चित्र सं. 10–पथरी का लिथोट्रिप्टर से इलाज

प्रक्रिया–बिना ऑपरेशन के गुर्दों की पथरी तोड़ने की मशीनों का उपलब्धता, पथरी के इलाज में एक बड़ा कदम माना जाता है। जर्मनी की डोर्नियर कम्पनी के द्वारा इन मशीनों से रोगी के पथरी को निशाना बनाकर यांत्रिक तरंगों के झटके दिए जाते हैं, जिससे पथरी टूट कर कणों में बदल जाती है। पथरी के छोटे-छोटे टुकड़े और महीन बालू के समान कण मूत्र के साथ बाहर निकल जाते हैं।

पहले ये मशीनें एक्स-रे चित्र के सहारे पथरी पर, यांत्रिक तरंगों को केन्द्रित करती थीं। अब ऐसे बेहतर उपकरण आ गये हैं जो अल्ट्रासाउंड के द्वारा पथरी को देख कर निशाना बनाते हैं, साथ ही ताकतवर अल्ट्रासाउंड तरंगों के सहारे उन्हें तोड़ते हैं।

लिथोट्रिप्टर के द्वारा पथरी को चूर करने के बाद उसके कणों के मूत्र में आने से दर्द, रक्तिम मूत्र और मूत्र संक्रमण की सम्भावना रहती है, अतः उपचार की अवधि में चिकित्सक के देख-रेख में रहना उचित होता है।

(ब) पी.सी.एन.एल. (परक्यूटेनियस नेफ्रोलिथोटोमी)–गुर्दों की बड़ी पथरी पर किडनी के पास एक चीरा लगाकर निकाला जा सकता है। इस प्रक्रिया में एक छोटा छेद बनाकर किडनी में पथरी के स्थान तक मार्ग बनाया जाता है। इस मार्ग के द्वारा दूरबीन डालकर पथरी को देखा जाता है तब या तो चिमटी से पकड़कर उसे बाहर निकाल लेते हैं या यांत्रिकी तरंगों (मेकेनिकल शॉक वेव्स) से उन्हें चूर कर दिया जाता है।

(स) सर्जरी–गुर्दों की बड़ी पथरियाँ, विशेषकर जिनमें शाखाएँ-सी बनी हों (ब्रान्च स्टोन, स्टैग हार्न स्टोन, बारहसिंगे के सींग के आकार की) उन्हें बाहर निकालने के लिए पूरी शल्य चिकित्सा की जरूरत पड़ सकती है जिसमें 12-15 से.मी. का चीरा लगाना पड़ सकता है।

(ख) मूत्रवाहिनी, यूरेटर की पथरी

मूत्रवाहिनी में कुछ अंश संकरे होते हैं (चित्र सं.-8) जहाँ पथरी अटककर दर्द कराती है। कुछ दशक पूर्व तक इन्हें सर्जरी करके हटाया जाता था, परन्तु अब महीन दूरदर्शी उपकरण–सिस्टोस्कोप एवं युरेट्रोस्कोप उपलब्ध हो गये हैं।

इन्हें मूत्र नली से प्रवेश कराके मूत्राशय एवं मूत्रवाहिनी के पथरी को चूर किया जा सकता है या जालीनुमा बास्केट में फँसाकर निकाला जा सकता है। (चित्र सं.-11)

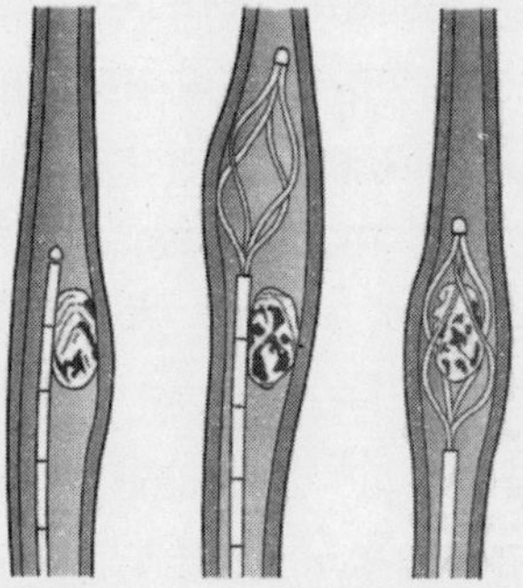

चित्र सं. 11–डॉर्मिया टोकरी (बास्केट) के द्वारा मूत्रवाहिनी से पथरी निकालने के कदम (क) पथरी के बगल में बन्द बास्केट, (ख) पथरी के आगे खुली बास्केट, (ग) बास्केट में फँसी पथरी

(ग) मूत्राशय की पथरी

मूत्राशय की छोटी पथरी दूरदर्शी उपकरण, सिस्टोस्कोप से निकाली जा सकती है जबकि बड़ी पथरी (पाँच से.मी. से बड़ी) के लिए ऑपरेशन की जरूरत पड़ सकती है।

पथरियों को हटाने के विभिन्न उपायों के कारण अब मूत्र तंत्र की कोई भी पथरी लाइलाज नहीं है। स्वाभाविक है, चिकित्सक उन उपायों को प्रमुखता देते हैं जिनमें शरीर में कम-से-कम काट-छाँट और हानि पहुँचती हो।

दर्दरहित (साइलेंट) पथरी

मूत्र तंत्र की पथरी कभी-कभी प्रारम्भिक अवस्था में दर्द कराके शान्त (साइलेंट) हो जाती है और रोगी उन्हें भूल जाता है। दर्द न करानेवाली पथरी भी वस्तुतः शान्त नहीं होती और प्रायः वह धीरे-धीरे आकार में बढ़ती रहती है और अपना दुष्प्रभाव डालती रहती है।

अगर पथरी गुर्दे के मूत्रग्राही थैले (पेल्विस) में है तो वह धीरे-धीरे पेल्विस को भरकर, अपनी शाखाएँ कैलिक्स में भेजने लगती है। ऐसी शाखानुमा पथरी

गुर्दों के उत्तकों को नष्ट करती है और कभी-कभी गुर्दा ह्रास की अन्तिम अवस्था (एंड-स्टेज रीनल डिसीज) पर पहुँचा सकती है।

अगर पथरी मूत्रवाहिनी के संकरे भाग में फँसी हो तो गुर्दे के मूत्रग्राही भाग को फैलाकर (हाइड्रोनेफ्रोसिस) गुर्दे को नष्ट करती है। इन मामलों में दर्द का खत्म हो जाना प्रायः गुर्दे की कार्य क्षमता में कमी इंगित करता है। मूत्र प्रवाह में लम्बे अरसे तक रुकावट से गुर्दों का रक्त संचार घटता है, तथा जमा हुए मूत्र में संक्रमण की सम्भावना बढ़ जाती है। मूत्रवाहिनी में पथरी के लम्बे अरसे तक फँसे रहने के बाद जब उसे हटा भी दिया जाता है, तो उस बिंदु पर भविष्य में सिकुड़न (स्ट्रिक्चर) होने की पूरी सम्भावना रहती है।

मूत्र तंत्र में पथरी की उपस्थिति की जानकारी हो जाने पर, उसे नजरअन्दाज नहीं करना चाहिए। अगर पथरी के कारण दर्द, मूत्र में रक्त आना, संक्रमण आदि न भी हो, तो भी उसका यथाशीघ्र सक्रिय इलाज कराना चाहिए। मूत्रतंत्र की पथरी अगर दर्द नहीं कर रही हो तो ज्यादा हानिकारक सिद्ध हो सकती है।

(3) पथरी से बचाव एवं भविष्य में दोबारा पथरी बनने की सम्भावना को कम करना

(क) मूत्र तंत्र में बार-बार पथरी बनने पर विशेषज्ञ की सलाह से कुछ दवाएँ ली जा सकती हैं। कैल्शियम ऑक्जेलेट स्टोन होने पर थायजाइड डायूरेटिक दी जा सकती है।

यूरिक एसिड की पथरी बनानेवाले रोगी को एलोप्यूरिनॉल नामक दवा बचाव के लिए दी जाती है, जो रक्त में यूरिक एसिड के स्तर को गिराती है। इन दवाओं का सेवन गुर्दा रोग विशेषज्ञ के परामर्श से ही होना चाहिए।

(ख) मूत्र की अम्लियता/क्षारीयता (एसिडिटी/एल्केलाइनिटी अर्थात pH) में परिवर्तन

(अ) **कैल्शियम फॉस्फेट स्टोन**–क्षारीय (एल्केलाइन) मूत्र में बनते हैं अतः बचाव हेतू मूत्र को अम्लीय बनाने की दवा (एस्कॉर्बिक एसिड, विटामिन सी) दी जा सकती है। एस्कॉर्बिक एसिड नीबू, संतरा एवं मौसमी में प्रचुर मात्रा में होता है।

(ब) **यूरिक एसिड स्टोन–**अम्लीय मूत्र में बनते हैं, जो यूरिक एसिड की घुलनशीलता को कम कराके इसके क्रिस्टल रूप दे देता है। मूत्र को क्षारीय बनाने से युरिक एसिड स्टोन घुल सकते हैं।

(ग) गुर्दे की पथरी के रोगी का खान-पान

जिन व्यक्तियों के गुर्दे में पथरी एक बार बन चुकी है, वे अपने खान-पान में परिवर्तन कर दोबारा पथरी होने की सम्भावना कम कर सकते हैं।

1. पानी एवं द्रव्य पदार्थों का सेवन–पथरी के रोगियों को पानी एवं अन्य द्रव्य शरबत, नीबू-पानी, नारियल पानी और फलों का रस आदि ज्यादा लेना चाहिए। इससे मूत्र में अघुलनशील कण (Insoluble Crystals) जो पथरी बनाने में मदद करते हैं, की मात्रा घटती है।

पानी एवं द्रव्य की आवश्यकता व्यक्ति की उम्र, कद, वजन, मौसम का तापमान, आर्द्रता और व्यक्ति की शारीरिक गतिविधियों आदि अनेक बातों पर निर्भर करती है। अतः सही मात्रा की सिफारिश भी कठिन है। फिर भी हमें कम-से-कम इतना पानी पीना चाहिए कि दिन के अधिकतर पेशाब का रंग हल्का पीला (पुआल के रंग का, स्ट्रॉ-कलर्ड) हो। कम मात्रा (वॉल्यूम) में गहरे रंग के पेशाब में, अघुलनशील ठोस कण ज्यादा रहते हैं जो पथरी बनने की प्रवृत्ति को बढ़ावा देते हैं।

2. भोज्य पदार्थ–कुछ खाद्य पदार्थों के लेने से पथरी बनने की सम्भावना घटती है, एवं बनी हुई पथरी घुल भी सकती है। (बॉक्स सं.-3) खान-पान में परिवर्तन कर गुर्दे एवं मूत्र तंत्र की पथरी से बचा जा सकता है।

कम लें–ऑक्जेलेट, यूरिक एसिड एवं प्युरिन की ज्यादा मात्रावाली खाद्य पदार्थों का सेवन कम करना चाहिए। (बॉक्स सं.-4)

बार-बार पथरी होनेवाले रोगियों की जाँच

मूत्र तंत्र की पथरी से बार-बार पीड़ित होनेवाले व्यक्तियों में कुछ जाँच करके इसके मूल कारण का पता लगाने का प्रयास किया जाता है, जिससे भविष्य में पथरी बनने की सम्भावना को कम किया जा सके।

1. चौबीस घंटे के मूत्र को एकत्र करके उसकी मात्रा (वॉल्यूम), ऑस्मोलेलिटी, pH और विशिष्ट गुरुत्व की जाँच। साथ ही, इसमें

विसर्जित कैल्शियम, ऑक्जेलेट, यूरिक एसिड, साइट्रेट, फॉस्फेट, सल्फेट और सोडियम की जाँच।

2. मूत्र की कल्चर जाँच कर संक्रमण के उपस्थिति और प्रकार की जानकारी।
3. रक्त में यूरिया, क्रिएटिनीन, सोडियम, पोटैशियम, कैल्शियम, फॉस्फेट, पैराथॉयरायड हार्मोन एवं यूरिक एसिड के स्तर की जाँच।
4. एक्स-रे, अल्ट्रासाउंड एवं सी.टी. स्कैन के चित्रों से पथरी की वर्तमान स्थिति की जाँच। इन जाँचों से व्यक्ति के चयापचय एवं रासायनिक क्रियाओं में हो रही असामान्य बातों का पता लगता है तथा चिकित्सक को बचाव हेतु उपाय एवं दवाओं के निर्णय में सहायता मिलती है।

बॉक्स सं. 3

पथरी से बचाव के लिए इनका सेवन कम करें

ऑक्जेलेट की अधिकतावाले पदार्थ–

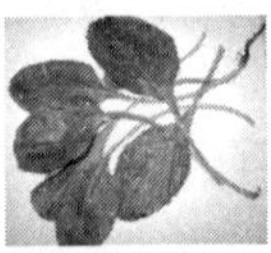
पालक (Palak) एवं साग

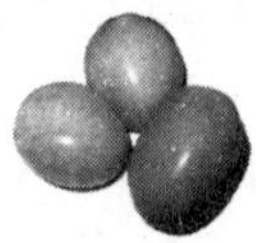
टमाटर (Tomato)

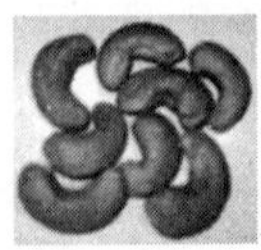
काजू (Cashew Nut)

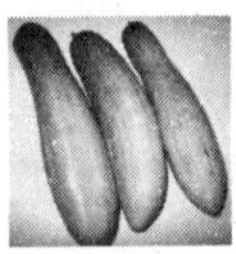
खीरा (Cucumber)

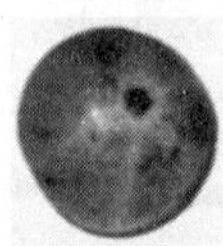
आँवला (Amla)

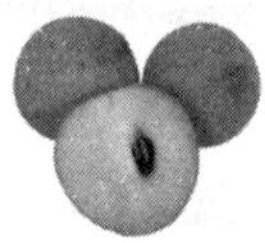
चीकू (Chikoo)

यूरिक एसिड एवं प्युरिन की अधिकतावाले पदार्थ–

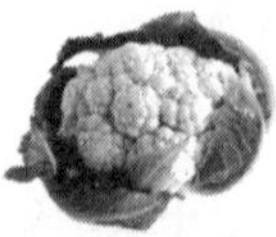
फूलगोभी (Cauliflower)

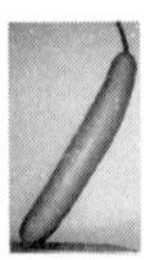
कद्दू (Pumpkin)

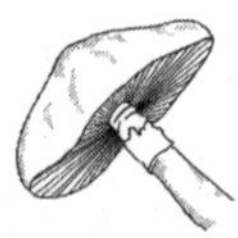
मशरूम (Mushroom)

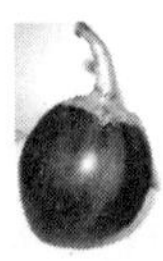
बैंगन (Brinjal)

बॉक्स सं. 4

पथरी से बचाव के लिए इनका सेवन ज्यादा करें

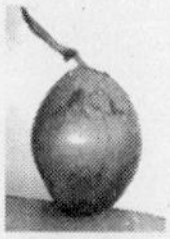

नारियल-पानी (डाभ) (Coconut Water)–पथरी पर कैल्शियम के जमाव को रोकता है एवं उस पर जमे कैल्शियम लवणों की मात्रा हटाता है।

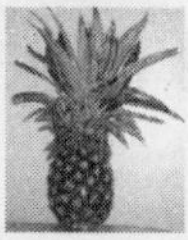

अन्नानास का रस (Pineapple Juice)–इसमें ऐसे एंजाइम होते हैं, जो पथरी बनने से रोकते हैं।

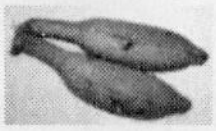

केला (Banana)–इसमें विटामिन बी 6 (पाइरिडोक्सिन) की मात्रा अच्छी होती है, जो ऑक्जेलिक एसिड मेटाबोलिज्म को प्रभावित कर पथरी बनने से रोकता है।

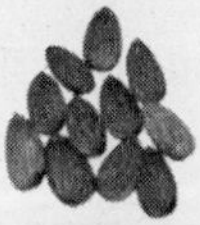

कागज़ी बादाम (Almond)–इसमें पाए जाने वाले मैग्नेशियम एवं पोटाशियम, पथरी बनने से रोकते हैं।

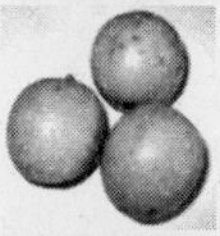

नीबू (Lemon)–इसका साइट्रिक एसिड अंश कैल्शियम ऑक्जेलेट पदार्थ की पथरी बनने से रोकता है।

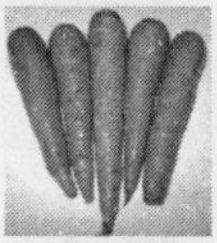

गाजर (Carrot)–इसमें विटामिन 'ए' होता है जिसकी कमी मूत्राशय की पथरी का सम्भावित कारण मानी जाती है। गाजर के अलावा पपीता, आम एवं मछली में भी विटामिन ए की अच्छी मात्रा होती है।

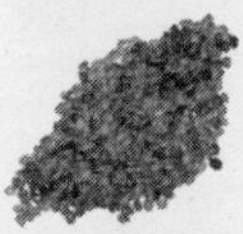

कुर्थी दाल (Horse Gram)–कुर्थी दाल को धोकर रात भर पानी में भिगो देते हैं, और सुबह उस जल को पीने से पथरी की साइज घटती है।

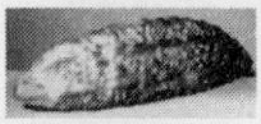

करेला (Bitter Gourd)–इसमें ऐसे तत्त्व हैं जो पथरी बनने से रोकते हैं।

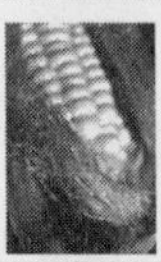

इनके अलावा बार्ली तथा मक्के-बाल की चाय **(Corn Silk Tea)** भी पथरी बनने की प्रक्रिया को रोकते हैं।

अध्याय-6

गुर्दा रोग में डॉक्टरी जाँच (Investigations)

आधुनिक चिकित्सा पद्धति (Modern Medical Science) में प्रमाण आधारित चिकित्सा (Evidence Based Medicine) को अहमियत दी जाती है। रोगी के लक्षणों एवं शरीर की प्रारम्भिक जाँच (Clinical Examination) के बाद बनी सम्भावनाओं को सिद्ध करने के लिए रक्त, मूत्र, शरीर के चित्रांकन जाँचों (Imaging) आदि के द्वारा सबूत जुटाए जाते हैं एवं प्रायः पक्के सबूतों के आधार पर इलाज शुरू किया जाता है।

उत्सर्जन तंत्र के विभिन्न रोगों के लक्षण मिलते-जुलते, एक समान होने के कारण रोगों के सटीक निदान में निम्न जाँचों की भूमिका महत्त्वपूर्ण होती है–

(क) मूत्र की जाँच (Test of Urine)

(ख) रक्त की जाँच (Test of Blood)

(ग) इमेजिंग-एक्स-रे, अल्ट्रासाउंड, सी.टी. स्कैन, एम.आर.आई. (Imaging)

(घ) अन्तर्दर्शीय जाँच (Endoscopy)

(ङ) गुर्दा की बायोप्सी (Biopsy)

(च) पथरी की रासायनिक विश्लेषण जाँच (Stone Analysis)

(क) मूत्र की जाँच

पेशाब की जाँच में इसमें उत्सर्जित हो रही शुगर, एल्ब्युमिन, युरोबिलिनोजन, सफेद एवं लाल रक्त कणों की मात्रा आदि देखी जाती है।

बॉक्स सं. 5

मूत्र की रूटीन जाँच रिपोर्ट का नमूना

URINE ROUTINE EXAMINATION (Normal)

PHYSICAL EXAMINATION भौतिक जाँच

Quantity मात्रा	: About 50 ml.		*Colour* रंग	: PALESTRAW	
Appearance :	*CLEAR*				
Sediment निक्षेप	: ABSENT	*Specific Gravity*: विशिष्ट गुरुत्व			

CHEMICAL EXAMINATION रासायनिक जाँच

Reaction प्रतिक्रिया	: ACIDIC अम्लीय	*Ketone Bodies* किटोन पिंड	: NIL	**Chyle Test* काईल जाँच
Sugar शुगर	: NIL	*Bile Salts* पित्त लवण	: NIL	**Bence Jones* बेन्सजोन्स
Albumin एल्ब्युमिन	: NIL	*Bile Pigments* पित्त रंजक	: NIL	*Protein* प्रोटीन
Excess Phosphate फॉस्फेट की अधिकता	: NIL	** Urobilinogen* यूरोबिलीजोन		
Excess Urates यूरेट की अधिकता	: NIL	** Blood Pigments* रक्त कण		

MICROSCOPIC EXAMINATION सूक्ष्मदर्शी जाँच

Leucocytes सफेद रक्त कण	: 0.2/HPF	Casts निर्मोक	: NIL
Erythrocyles लाल रक्त कण	: NIL		
Epithelial Cells एपीथिलियल कोशिका	: a few	Crystals क्रिस्टल	: NIL

मूत्र जाँच का नमूना–पेशाब की जाँच मूत्र रोगों के निदान के लिए बहुत महत्त्वपूर्ण होता है।

(1) **शुगर–**डायबिटीज के रोगियों में जब रक्त में शुगर की मात्रा लगभग 200 मि.ग्रा. प्रति 100 मि.ली. ज्यादा हो जाती है, यह पेशाब में प्रवाहित होने लगता है। ऐसे व्यक्ति में शुगर की उपस्थिति के कारण आस्मोटिक प्रभाव से प्रायः पेशाब की मात्रा (वॉल्यूम) भी बढ़ जाती है।

(2) **प्रोटीन–**सामान्य व्यक्तियों में भी एल्ब्युमिन की एक सूक्ष्म मात्रा (150 मिलीग्राम प्रतिदिन से कम) प्रवाहित होती है। पेशाब के द्वारा शरीर से ज्यादा प्रोटीन का गिरना, गुर्दा रोग का द्योतक होता है।

(3) **यूरोबिलीनोजन**–जांडिस.की स्थिति में हेपेटाइटिस में मूत्र में बिलिरूबिन एवं यूरोबिलीनोजन की मात्रा बढ़ जाती है। पित्त के प्रवाह में रुकावट के कारण हुए जांडिस (Obstructive Jaundice) में मूत्र में युरोबिलिनोजन की मात्रा घट जाती है।

(4) **सफेद रक्त कण एवं बैक्टीरिया**–पेशाब में सफेद रक्त कणों (Leucocytes) की ज्यादा मात्रा प्रायः संक्रमण के कारण होती है। मूत्र में बैक्टीरिया को सूक्ष्मदर्शी उपकरण (माइक्रोस्कोप) के द्वारा देखा जाता है। मूत्र के कल्चर एवं सेंसिटिविटी टेस्ट के द्वारा संक्रमण की गम्भीरता, बैक्टीरिया का प्रकार एवं इस पर असर करने वाले दवाओं की जानकारी मिल सकती है।

(5) **पेशाब में रक्त कण एवं रक्तस्राव**–रक्त मिश्रित पेशाब एवं पेशाब में लाल रक्त कणों का प्रवाह गुर्दा, मूत्रनली, मूत्राशय, पुरुष ग्रंथि और इंद्रिय के विकार में हो सकता है। पेशाब में रक्त आने पर शीघ्रातिशीघ्र चिकित्सक की सलाह लेनी चाहिए।

(6) **मूत्र में ठोस कणों (क्रिस्टल) की सूक्ष्मदर्शी जाँच**–पेशाब में ठोस कणों (क्रिस्टल) की जाँच सूक्ष्मदर्शी उपकरणों के द्वारा एक विशिष्ट पोलराइज्ड लाइट के सहयोग से की जाती है। क्रिस्टल के आकार एवं रंग से उसकी रासायनिक रचना का अनुमान लगाया जा सकता है, तथा अगर व्यक्ति पथरी रोग से ग्रस्त है, तो पथरी के प्रकार का अनुमान लगाकर उसे घुलाने का प्रयास किए जा सकते हैं।

(7) **मूत्र की पीएच जाँच (pH)**–इस जाँच से पता चलता है कि मूत्र अम्लीय है अथवा क्षारीय। क्षारीय मूत्र में कैल्शियम फॉस्फेट स्टोन बनने की सम्भावना ज्यादा होती है।

मूत्र के संक्रमण में पी.एच. जाँच से सम्भावित कीटाणु का अनुमान लगाया जा सकता है तथा सटीक कीटाणुरोधक (एंटीबायटिक) दी जा सकती है।

कुछ दवाएँ भी गुर्दे में ठोस कणों का रूप धारण कर गुर्दों के कार्य में बाधा डाल सकती हैं। इन दवाओं (जैसे सल्फा ग्रुप, एमोक्सिसिलिन, एसाइक्लोविर आदि) का प्रयोग विशेष सावधानी से किया जाना चाहिए।

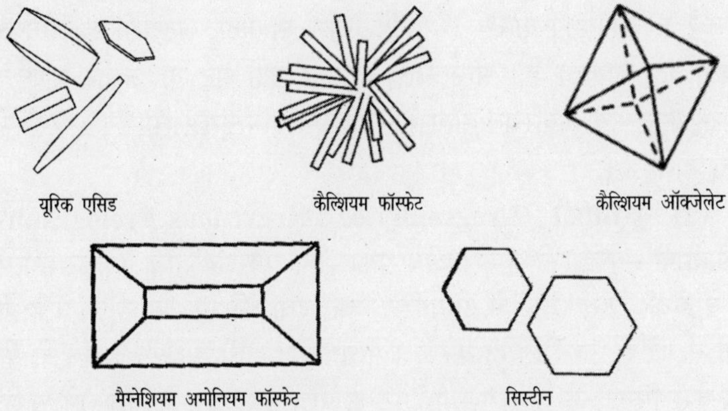

चित्र सं. 12–मूत्र की सूक्ष्मदर्शी जाँच में पथरी में क्रिस्टल के प्रकार

(ख) गुर्दा-मूत्र रोग में रक्त जाँच

गुर्दा रोग की स्थिति में शरीर में हानिकारक यौगिकों–यूरिया, क्रिएटिनिन आदि की मात्रा बढ़ जाती है। इसके साथ रक्त में अनेक तत्त्वों का, जैसे सोडियम, पोटाशियम, कैल्शियम, फास्फेट आदि का सन्तुलन बिगड़ जाता है।

रक्त में इनकी मात्रा का पता लगाकर तथा सामान्य से तुलना करके गुर्दा रोग की स्थिति, प्रकार एवं भीषणता (Severity) का पता लगाया जाता है। रक्त में यूरिया एवं क्रिएटिनीन की बढ़ी मात्रा गुर्दों की कार्यक्षमता में कमी का द्योतक है।

(ग) गुर्दा रोग में रेडियोलॉजी एवं इमेजिंग जाँच

(1) **एक्स-रे (X-Ray)**–पेट का सादा एक्स-रे (KUB-Kidney, Ureter & Bladder Area) मूत्र तंत्र की लगभग नब्बे प्रतिशत पथरियों का पता लगाने में कारगर होता है। जिन पथरी में फास्फेट एवं ऑक्जेलेट की मात्रा होती है, वे एक्स-रे में दिखती हैं।

यूरिक एसिड से बनी पथरियाँ पेट के सादे एक्स-रे जाँच में नहीं दिखती हैं।

पेट के एक्स-रे में किडनी एक सफेद परछाईं-सी दिखती है जिससे उसकी ध्रुवीय लम्बाई का पता लगाया जा सकता है। वयस्कों की किडनी, एक्स-रे में 11-14 से.मी. लम्बी दिखती है। ध्यान देने योग्य बात है कि

एक्स-रे में तकनीकी कारण (मैग्नीफिकेशन) से गुर्दा, अल्ट्रासाउंड जाँच की अपेक्षा बड़ा दिखता है। सामान्यतः दाहिना गुर्दा पेट के अन्दर बाएँ की अपेक्षा कुछ नीचे अवस्थित होता है तथा लम्बाई में इससे लगभग 1-2 सें.मी. छोटा होता है।

(2) **यूरोग्राफी** **(Urography or Intravenous Pyelography) आई.वी.पी.**–यूरोग्राफी एक विशेष प्रकार की एक्स-रे जाँच है। इसमें रोगी की बाँह की शिरा (वेन) में आयोडिन युक्त दवा की सूई लगाई जाती है, जो तेजी से गुर्दे से उत्सर्जित हो कर मूत्र में प्रवाहित होती है। सूई लगाने के बाद कुछ-कुछ मिनटों के अन्तराल पर पेट के पाँच-छह एक्स-रे चित्र लेने से मूत्र तंत्र–किडनी, यूरेटर, ब्लैडर आदि की पूरी बनावट देखी जा सकती है, और इनकी संरचना, मूत्र मार्ग में रुकावट, ट्यूमर आदि का पता लगता है।

यूरोग्राफी जाँच एक महँगी जाँच है और इसकी तीन मुख्य हानियाँ है–

(1) इस जाँच में अनेक एक्स-रे लिए जाते हैं, जिसमें प्रयुक्त विकिरण (रेडियेशन) शरीर के लिए हानिकारक हो सकती है। गर्भ के प्रथम तीन महीनों में यह जाँच, शिशु के अंग विकास पर बुरा प्रभाव ला सकता है।

(2) यूरोग्राफी में दी जानेवाली आयोडिन युक्त दवा से रोगी को एलर्जी हो सकती है जिससे उसकी जान भी खतरे में पड़ सकती है।

(3) यह दवा गुर्दों को थोड़ा और नुकसान पहुँचा सकती है, अतः गुर्दों के अंशतः क्षतिग्रस्त होने पर यह जाँच नहीं की जा सकती है। यूरोग्राफी जाँच, रक्त में यूरिया एवं क्रिएटिनीन के स्तर के सामान्य होने पर ही की जाती है। गर्भावस्था में यूरोग्राफी जाँच (और सादा एक्स-रे भी) नहीं करना चाहिए, क्योंकि एक्स-रे विकिरण भ्रूण को हानि पहुँचा सकते हैं।

मूत्रवाहिनी नली (यूरेटर), गुर्दों में बने मूत्र को मूत्राशय तक पहुँचाती है। इसका छायांकन यूरोग्राफी द्वारा ही सम्भव है। मूत्रवाहिनी में पथरी, सिकुड़न, कैंसर आदि का पता लगाने के लिए यूरोग्राफी जाँच अन्य जाँचों से ज्यादा उपयोगी है। (चित्र सं.-13)

(3) **यूरेथ्रोग्राफी (Urethrography)–** यूरेथ्रोग्राफी में मूत्रनली में आयोडीनयुक्त द्रव्य (Iodine Containing Contrast Agent) प्रवाहित करके मूत्र मार्ग के एक्स-रे चित्र लिए जाते हैं। इससे मूत्र मार्ग की सिकुड़न का पता लगाया जा सकता है।

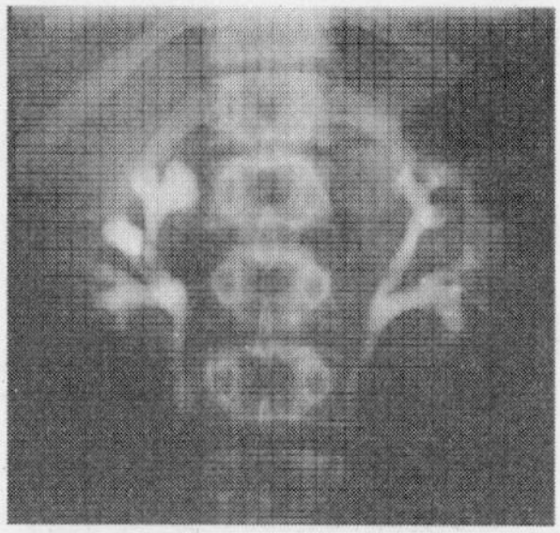

चित्र सं. 13–गुर्दों का युरोग्राफी

(4) **अल्ट्रासाउंड (Ultrasound)–** अल्ट्रासोनोग्राफी एक सुरक्षित, सरल, सस्ती एवं दर्दरहित जाँच प्रक्रिया है जिससे पेट के अन्दर के सभी अंगों के चित्र लिए जा सकते हैं और रोगों का पता लगाया जा सकता है। (चित्र सं.-14)

अल्ट्रासाउंड जाँच द्वारा सुनिश्चित किया जा सकता है कि व्यक्ति के दो गुर्दे हैं, या एक तथा उनका स्थान और आकार क्या है। अल्ट्रासाउंड नाप में वयस्क व्यक्तियों के गुर्दे की लम्बाई 9-12 सेंटीमीटर होती है। आकार के साथ-साथ उसकी बनावट की विस्तृत जानकारी, जैसे कोर्टक्स, मेड्यूला और मूत्र संग्रहण का भाग (पेल्विस), अल्ट्रासाउंड जाँच से ली जाती है।

कुछ व्यक्तियों में गुर्दे अपने स्थान से नीचे खिसके (Ectopic) होते हैं। गुर्दों के बनावट की लगभग सभी विकृतियाँ अल्ट्रासोनोग्राफी के द्वारा पता लगायी जा सकती हैं। गुर्दों के छोटे एवं सिकुड़े होने का अर्थ होता है कि गुर्दे की बीमारी लम्बे अरसे से चल रही है।

अल्ट्रासाउंड के द्वारा गुर्दे की पथरी तथा उससे पैदा की जा रही रुकावट का सही अनुमान लगाया जा सकता है। गुर्दों की सूजन, ठोस गाँठ या तरल भरी सिस्ट (Cyst) की जानकारी इससे मिलती है। अल्ट्रासाउंड जाँच उपलब्ध होने के बाद अब अनेक स्वस्थ व्यक्तियों के गुर्दों मे भी एक या दो सिस्ट दिखते हैं, जो बढ़ती उम्र के कारण शरीर में हो रहे परिवर्तनों के कारण हैं। अगर सिस्ट के भीतर कोई ठोस गांठ (Solid Nodule) या पर्दे (Septa) नहीं है तो इसे साधारण सिस्ट (Simple Cyst) कहते हैं, और इसे रोग नहीं माना जाता है। पचास वर्ष से ऊपर लगभग पचास प्रतिशत व्यक्तियों के गुर्दों में एक-दो सिस्ट पाए जाते हैं। (चित्र सं. 15)

अल्ट्रासाउंड के द्वारा उत्सर्जन तंत्र के सभी अंग गुर्दा, मूत्रवाहिनी, मूत्राशय, पुरःस्थ ग्रंथि एवं मूत्र नली की जाँच कर उनके रोगों का निदान किया जा सकता है। इस तंत्र की पथरी, ट्यूमर, पुरःस्थ ग्रंथि में सूजन, मूत्रत्याग में रुकावट जैसे रोगों का पता अल्ट्रासाउंड जाँच के द्वारा किया जा सकता है। इनके अलावा किडनी में घाव (Abscess) और खून का थक्का (Haematoma) आदि का पता भी सोनोग्राफी से चलता है।

पॉलिसिस्टिक गुर्दा रोग के मरीजों के सगे-सम्बन्धियों (भाई-बहन, पुत्र-पुत्री आदि) की गुर्दा की स्क्रीनिंग कर उनमें इस रोग की सम्भावना का पता लगाया जाता है।

बुजुर्गों में मूत्राशय के द्वार पर स्थित प्रोस्टेट ग्लैंड (पुरस्थ ग्रंथि, गदूद) के बढ़ने से पेशाब के प्रवाह में रुकावट होती है। अल्ट्रासाउंड जाँच के द्वारा इस ग्रंथि की बढ़त का पता लगाया जा सकता है। साथ ही, पेशाब करने के बाद मूत्राशय में मूत्र की बची मात्रा माप कर, मूत्रत्याग में होनेवाली रुकावट का अनुमान लगाया जा सकता है।

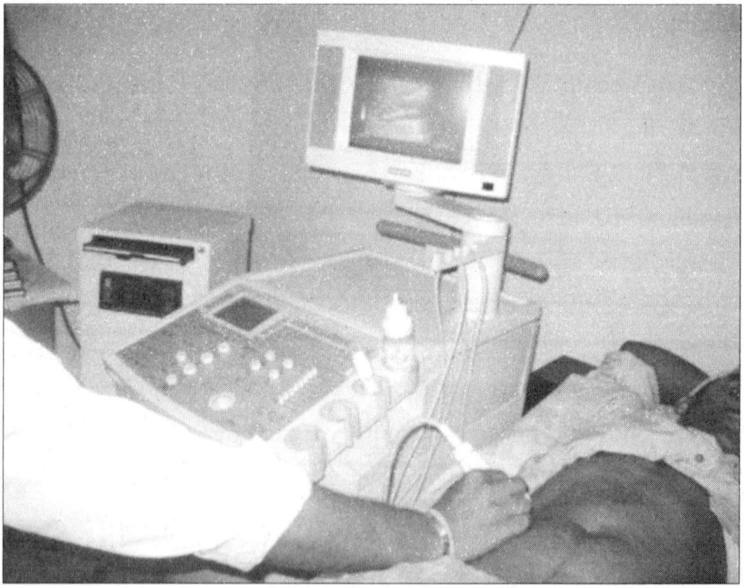

चित्र सं. 14–अल्ट्रासाउंड यंत्र से जाँच

सोनोग्राफी में देखते हुए गुर्दे की बायोप्सी भी की जा सकती है एवं प्राप्त उत्तक की सूक्ष्मदर्शी उपकरण से अध्ययन करके गुर्दा रोग का सटीक निदान (डायग्नोसिस) किया जा सकता है।

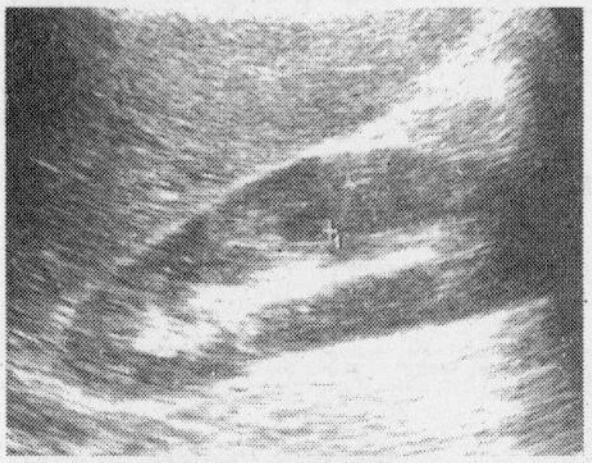

(क) स्वस्थ गुर्दा

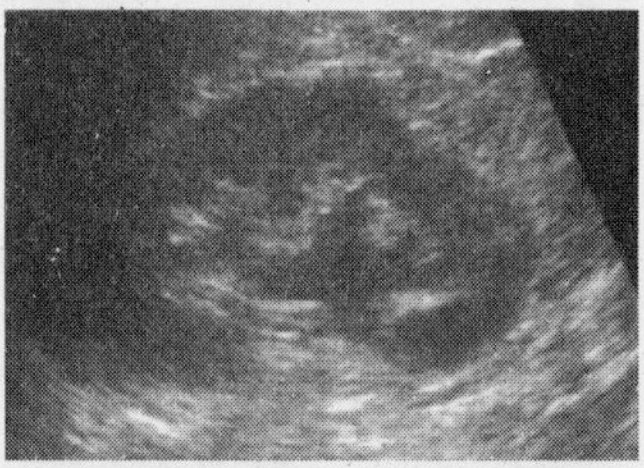

(ख) गुर्दे की मूत्रग्राही थैली (पेल्विस) में फैलाव

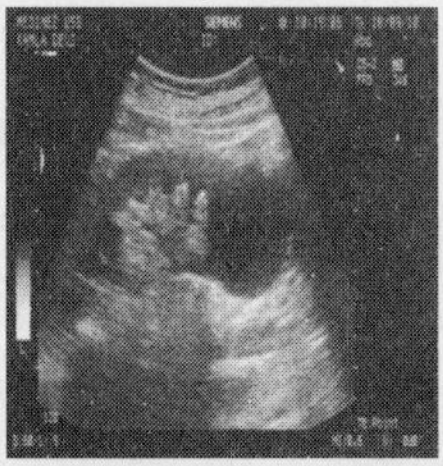

(ग) गुर्दे के निचले ध्रुव पर सिस्ट (Cyst)

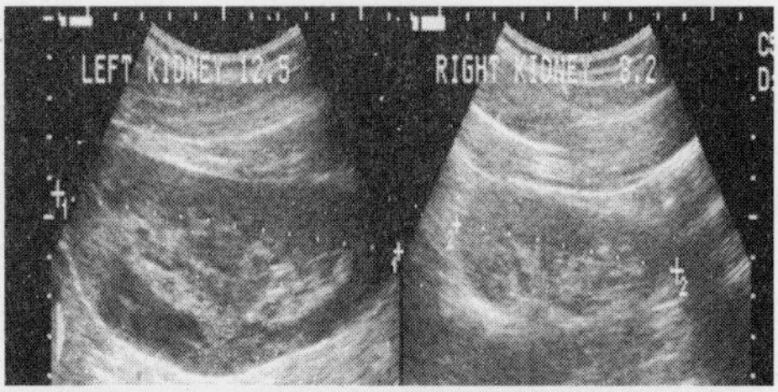

(घ) छोटा गुर्दा (दाहिना)

चित्र सं. 15–गुर्दे का अल्ट्रासाउंड

अब अल्ट्रासोनोग्राफी के छोटे, पोर्टेबल उपकरण भी उपलब्ध हैं जो सघन चिकित्सा कक्ष में गम्भीर रूप से बीमार मरीजों के बिस्तर के समीप ले जाकर रोग निदान में प्रयोग किए जा सकते हैं। गुर्दे में धमनी (आर्टरी) के द्वारा पहुँचाए जा रहे तथा शिरा (वेन) के द्वारा वापस लाए जा रहे रक्त के प्रवाह का विश्लेषण, डॉप्लर अल्ट्रासाउंड के सहयोग से किया जा सकता है।

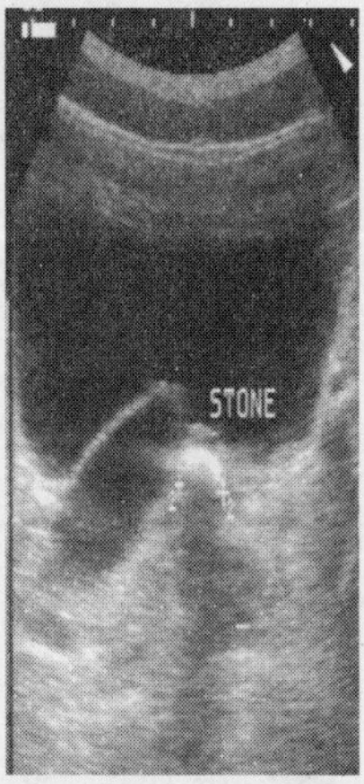

चित्र सं. 16–मूत्रवाहिनी के निचले छोर पर पथरी

प्रत्यारोपित गुर्दे (ट्रांसप्लांट किडनी) तथा इसके रक्त संचालन की जाँच के लिए डॉप्लर अल्ट्रासाउंड की विशेष उपयोगिता है। प्रत्यापित गुर्दे की डॉप्लर जाँच कर 'रिजेक्शन' की प्रारम्भिक अवस्था की जानकारी ली जा

सकती है और बचाव के उपाय किए जा सकते हैं। वर्तमान समय में उत्सर्जन तंत्र के रोग निदान हेतु अल्ट्रासाउंड जाँच प्रथम एवं सर्वाधिक लाभप्रद जाँच है।

(5) रेडियो आइसोटोप रीनल स्कैन (Radio Isotope Renal Scan)– इस जाँच के द्वारा गुर्दों की कार्यशीलता (Function) का अनुमान लगाया जाता है। जाँच हेतु रेडियोसक्रिय पदार्थ (रेडियोएक्टीव मेटेरियल) की एक सूक्ष्म मात्रा शिरा के द्वारा रक्त में डाली जाती है जो गुर्दों में सांद्रित हो कर उत्सर्जित होती है। इस जाँच से पता लगता है कि दोनों गुर्दे अलग-अलग कितना प्रतिशत काम कर रहे हैं, और इसकी तुलनात्मक जानकारी ली जा सकती है।

(6) सी.टी. स्कैन एवं एम.आर.आई. जाँच (Computerised Axial Tomographic Scan and Magnetic Resonance Imaging)–इन आधुनिक मशीनों द्वारा पेट के अन्दर के चित्र लिए जाते हैं जिनका विश्लेषण करके रोगों का पता चलता है। प्रायः अल्ट्रासाउंड जाँच से मिली जानकारी को बढ़ाने के लिए तथा सम्पुष्ट (Confirm) करने के लिए ये जाँचें की जाती हैं।

मूत्र तंत्र में कैंसर होने पर, ट्यूमर का फैलाव, लिम्फनोड्स की स्थिति का इससे पता लगता है।

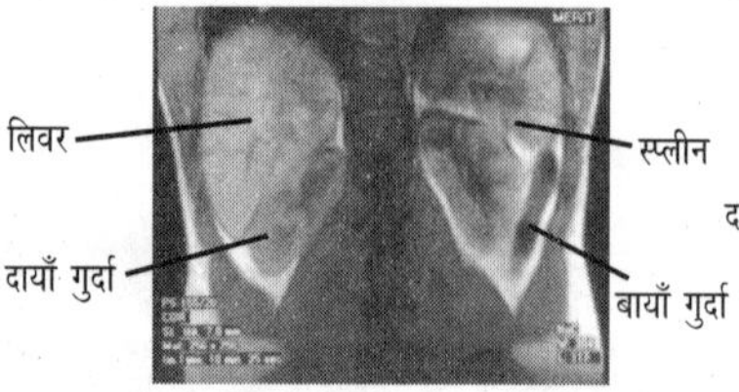

चित्र सं. 17–गुर्दे की एम.आर.आई.
(Magnetic Resonance Imaging)

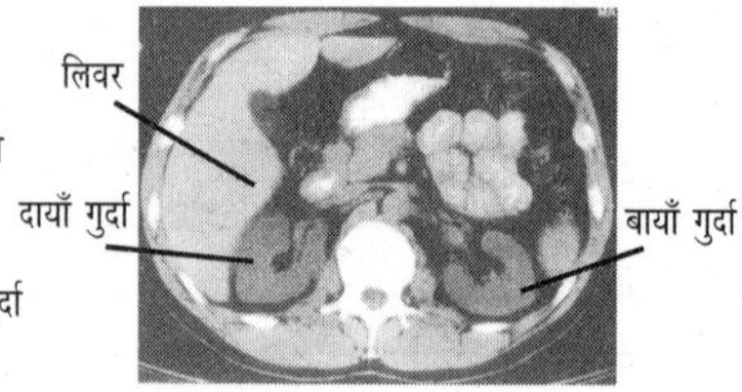

चित्र सं.–18 गुर्दों का सी.टी. स्कैन
(Computerized Tomography)

(घ) मूत्र मार्ग की अन्तर्दर्शी जाँच (Cysto-Urethroscopy)

मूत्र रोग विशेषज्ञ एक पतली नलीनुमा उपकरण पेशाब के रास्ते में डालकर मूत्रनली, मूत्राशय आदि की अन्दरूनी कक्ष को देखते हैं और बीमारी का पता लगाते हैं। सिस्टो-युरेथ्रोस्कोपी जाँच के द्वारा मूत्र नली में सिकुड़न, मूत्राशय में ट्यूमर एवं पथरी आदि को देखा जा सकता है। पेशाब में रक्त आने की स्थिति में रक्तस्राव का कारण पता लगाने में यह जाँच मदद कर सकती है।

इस उपकरण की मदद से मूत्राशय के ट्यूमर का ऑपरेशन तथा मूत्राशय और मूत्रवाहिनी में स्थित पथरी को तोड़ा या निकाला जा सकता है।

इस जाँच विधि में महीन औजारों की सहायता से मूत्र नली में सिकुड़न एवं प्रोस्टेट ग्रंथि के द्वारा किए जा रहे अवरोध को भी हटाया जा सकता है। इस ऑपरेशन को टी.यू.आर.पी.-ट्रांस-यूरेथ्रल रिसेक्सन ऑफ प्रोस्टेट कहा जाता है।

(ङ) गुर्दे की बायोप्सी

बायोप्सी जाँच में गुर्दे का एक महीन (2-3 मिलीमिटर मोटा) डोरे जैसा टुकड़ा निकाला जाता है और उसकी उत्तकीय (हिस्टोपैथोलॉजी) जाँच सूक्ष्मदर्शी उपकरण की सहायता से की जाती है।

अल्ट्रासाउंड मशीनों के उपलब्ध हो जाने के कारण अब सामान्यतया इस मशीन के द्वारा गुर्दों को देखते हुए उसके निचले छोर के समीप से बायोप्सी की जाती है। यह कार्य प्रशिक्षित गुर्दा रोग विशेषज्ञ, नेफ्रोलोजिस्ट के द्वारा किया जाता हे। उत्तक की हिस्टोपैथोलॉजी जाँच से बीमारी का कारण, प्रकार एवं गम्भीरता पता चलती है, जिस जानकारी के आधार पर सही दवाएँ दी जा सकती हैं। उपचार के पश्चात दोबारा बायोप्सी करके इलाज का प्रभाव एवं रोग की गम्भीरता में बदलाव का अध्ययन किया जा सकता है। गुर्दाशोथ (नेफ्राइटिस) के रोगियों में बायोप्सी का विशेष महत्त्व है।

गुर्दे की बायोप्सी यह सुनिश्चित करने के बाद ही की जाती है कि रोगी का गुर्दा एकल (Single) या अश्वनाल आकार (Horse-Shoe Shape) तो नहीं है। दोनों गुर्दों की उपस्थिति सुनिश्चित करके ही बायोप्सी जाँच की जानी चाहिए।

(च) पथरी का रासायनिक विश्लेषण (Stone Analysis)

मूत्र तंत्र से विसर्जित या सर्जरी के द्वारा निकाले गए मूत्र तंत्र की पथरी को रासायनिक जाँच करके उसमें विद्यमान कैल्शियम, फॉस्फेट, ऑक्जेलेट, यूरिक एसिड एवं सिस्टीन जैसे पदार्थों की मात्रा का पता लगाया जाता है।

पथरी की रासायनिक संरचना के आधार पर दवाएँ लेकर एवं परहेज करने से पथरी के दोबारा होने की सम्भावना घट सकती है।

अध्याय-7

मधुमेह एवं गुर्दा रोग
(Diabetes & Kidney Diseases)

मधुमेह का शाब्दिक अर्थ है–'मीठा-मूत्र' (मधु-मीठा, मेह-मूत्र)। मूत्र का मीठापन इसमें शुगर के ज्यादा प्रवाह के कारण होता है (ग्लाइकोसुरिया)।

रक्त में शुगर के स्तर को नियंत्रित करने के लिए एक हार्मोन-इन्सुलिन की जरूरत होती है जो पैंक्रियास (अग्नाशय ग्रंथि) के द्वारा बनाया जाता है। इन्सुलिन हार्मोन उत्तकों एवं कोशिकाओं में शुगर के उपयोग को बढ़ावा दे कर शरीर को ऊर्जा प्रदान करता है। इन्सुलिन की कमी से जहाँ एक तरफ उत्तक शुगर का उपयोग नहीं कर पाते हैं वहाँ दूसरी तरफ रक्त में शुगर का स्तर बढ़ जाता है (हाईपरग्लाइसीमिया) तथा शुगर गुर्दों के द्वारा शरीर से बाहर निकल जाता है (ग्लाइकोसुरिया)। उपरोक्त जीव-रासायनिक प्रक्रिया को हम निम्न प्रकार रेखांकित कर सकते हैं–

बॉक्स सं. 6

मधुमेह में शारीरिक प्रतिक्रियाएँ

इन्सुलिन हार्मोन की कमी
↓
शरीर के उत्तकों द्वारा शुगर का उपयोग न कर पाना ⟶ कमजोरी
↓
रक्त में शुगर का बढ़ना
↓
मूत्र में शुगर का प्रवाहित होना ⟶ मधुमेह

मधुमेह के दो प्रकार होते हैं–

1. **टाइप-1 : मधुमेह**–सामान्यतः युवा रोगियों में होनेवाले मधुमेह में इन्सुलिन बनानेवाले कोशिकाओं की मात्रा इतनी घट जाती है कि उपचार के लिए 'इन्सुलिन' की सुईयाँ आवश्यक होती है, अतः इसे 'इन्सुलिन डिपेंडेंट डायबिटीज मेलीटस' कहते हैं। टाइप-1 मधुमेह के रोगियों में गुर्दा रोग ज्यादा (30-35%) व्यक्तियों में होता है।
2. **टाइप-2 : मधुमेह**–वयस्क एवं अधेड़ व्यक्तियों में मधुमेह होने पर उपचार हेतु इन्सुलिन लेने की सदैव जरूरत नहीं रहती है तथा ऐसे व्यक्ति में रक्त में शुगर के स्तर पर नियंत्रण गोलियों के द्वारा भी सम्भव होता है, अतः इसे 'नॉन-इन्सुलिन डिपेंडेंट डायबिटीज मेलीटस' भी कहते हैं। इनके पैंक्रियास में इन्सुलिन उत्पादक कोशिकाएँ कम तो होती हैं, पर उन्हें गोलियों के जोर से ज्यादा इन्सुलिन बनाने के लिए प्रेरित किया जा सकता है। ऐसे रोगियों में गुर्दों की क्षति कम एवं धीमी गति से होती है। इस प्रकार के मधुमेह में 10-15 प्रतिशत रोगियों को गुर्दा रोग रहता है।

लक्षण–मधुमेह की बीमारी में मूत्र की मात्रा बढ़ जाती है, बार-बार प्यास लगती है एवं प्रभावित व्यक्ति कमजोर, थका-थका सा रहता है। वजन गिरना, मर्दानगी में कमी एवं बार-बार संक्रमण (जैसे फोड़ा, फुंसी, घाव) हो सकता है। इन लक्षणों के होने पर मूत्र एवं रक्त में शुगर की अधिकता पाए जाने पर मधुमेह का निदान होता है। वयस्क मनुष्यों के रक्त में शुगर का स्तर 200 मि.ग्रा. प्रति 100 मि.ली. से ज्यादा होने पर मूत्र में शुगर प्रवाहित होने लगता है।

मधुमेह बीमारी में शरीर के अनेक अंग प्रभावित होते हैं, जैसे–आँख (रेटिनोपैथी), रक्त नलिकाएँ (एथेरोस्केलेरोसिस), गुर्दे (नेफ्रोपैथी), पाँव (डायबिटीक फूट) तथा नस (न्यूरोपैथी)। मधुमेह के रोगियों को पाचन तंत्र की तकलीफ (पेट दर्द, कब्जियत, डायरिया), दाँतों में बीमारी, चर्मरोग

(फंगस इंफेक्शन) आदि भी ज्यादा होने की सम्भावना होती है। शरीर में घाव होने पर उसके सूखने में ज्यादा समय लगता है।

डायबिटीज के लगभग 15 प्रतिशत मरीजों में मृत्यु का कारण गुर्दों का नाकाम हो जाना होता है।

मधुमेह का गुर्दों पर दुष्प्रभाव (Diabetic Nephropathy)

लम्बे अरसे (10-20 वर्ष) तक मधुमेह की बीमारी रहने पर कई मरीजों में गुर्दों की कार्यक्षमता घट जाती है तथा इसका छन्ना (फिल्टर) ठीक काम नहीं करता है। इस कारण मूत्र में एल्ब्युमिन की अत्यधिक मात्रा प्रवाहित होने लगती है। मधुमेह के गुर्दों पर दुष्प्रभाव के प्रारम्भिक अवस्था में गुर्दों में रक्त ज्यादा जाता है तथा इनका आकार बढ़ जाता है (रीनल हाइपरट्रोफी)। लम्बी अवधि तक शुगर अनियंत्रित रहने पर गुर्दों की क्षतिग्रस्त होने की सम्भावना बढ़ जाती है।

चौबीस घंटे के मूत्र में एल्ब्युमिन की मात्रा 150 मिलीग्राम प्रतिलीटर से ज्यादा होने पर माना जा सकता है कि गुर्दा क्षतिग्रस्त हो चुके है।

मधुमेह के साथ गुर्दा रोग होने पर अधिकतर मरीजों का रक्तचाप भी बढ़ जाता है। रक्त में शुगर के स्तर का नियंत्रण अच्छा होने पर मधुमेह के रोगियों में गुर्दा क्षति की रफ्तार धीमी रहती है, फिर भी धीरे-धीरे गुर्दों की कार्यक्षमता घटती जाती है और इनका आकार भी बाद में शनैः शनैः घटता जाता है।

मधुमेह के रोगियों में गुर्दा ह्रास के साथ-साथ अन्य तकलीफें जैसे–मूत्र तंत्र का संक्रमण, मूत्र त्याग करने में कठिनाई आदि भी हो सकती है।

मधुमेह से गुर्दों पर दुष्प्रभाव से बचाव एवं इलाज

जब तक मधुमेह के कारण गुर्दा क्षतिग्रस्त नहीं हुआ है, तथा मूत्र में एल्ब्युमिनुरिया ज्यादा नहीं है, गुर्दों को हानि से बचाने के लिए तीन प्रमुख उपाय हैं–

1. रक्त में शुगर के स्तर का अच्छा नियंत्रण
2. रक्तचाप का नियंत्रण
3. अनियंत्रित प्रोटीन सेवन से परहेज

1. रक्त में शुगर के स्तर के नियंत्रण के लिए निम्न उपाय किए जा सकते हैं–

(क) **कम कैलोरी का आहार–**भोजन के विभिन्न तत्त्वों में ऊर्जा (कैलोरी) अलग-अलग होती है। घी-तेल की बनी चीजों में कैलोरी ज्यादा होती है जबकि सलाद, हरी सब्जियों तथा फलों में कम। चावल-रोटी-दाल में औसत कैलोरी होती है। चिकित्सक के परामर्श से अपनी आहार तालिका बनाकर, नियमितता से खाने से रक्त में शुगर का नियंत्रण बेहतर होता है। पृ.-71 पर मधुमेह रोगियों के लिए आहार तालिका दी गई है।

(ख) **शारीरिक गतिविधि–**टहलने, चलने-फिरने, जॉगिंग, स्विमिंग से रक्त में शुगर का स्तर कम होता है। जीवन शैली में ऐसे परिवर्तन करने चाहिए जिससे शरीर को श्रम करना पड़े, उदाहरणार्थ–लिफ्ट की बजाय सीढ़ी से चढ़ना, छोटी दूरियाँ कार या स्कूटर की बजाय पैदल तय करना, अपने कपड़े स्वयं धोना आदि।

(ग) **दवाओं एवं इन्सुलिन का प्रयोग–**दवाओं एवं इन्सुलिन का प्रयोग चिकित्सक की सलाह से करें। तबीयत ठीक रहने पर भी नियमित रूप से प्रतिमाह चिकित्सक की सलाह लेना मधुमेह के रोगियों के लिए आवश्यक होता है।

2. रक्तचाप पर नियंत्रण

मधुमेह के अनेक रोगियों को साथ में उच्च रक्तचाप भी होता है (मेटाबोलिक सिंड्रोम पृ.-112)। दोनों बीमारियाँ गुर्दों को क्षति पहुँचाती है। मधुमेह रोग की प्रारम्भिक अवस्था (Pre-diabetes) से ही इसका दुष्प्रभाव रक्त धमनियों एवं हृदय पर पड़ने लगता है।

मधुमेह के रोगियों को आबादी के औसत से तीन गुना ज्यादा दिल का दौरा पड़ने की सम्भावना रहती है। ये कम उम्र में ही कोरोनरी धमनी के रोग के शिकार हो जाते हैं तथा इनमें रोग ज्यादा फैला हुआ, तीनों कोरोनरी धमनी को प्रभावित किया हुआ (Three Vessel Disease) मिलता है।

मधुमेह के रोगियों को बिना दर्द के ही दिल का दौरा (Silent Heart Attack) पड़ सकता है। इनके हृदय की नसों (Nerves) की संवेदनशीलता

घट जाती है जिससे उसके मांसपेशियों में रक्त की आपूर्ति कम होने पर भी दर्द महसूस नही होता है। दर्दहीन होने से खतरे की जानकारी नहीं मिलती है और मधुमेह के रोगियों में दिल का दौरा प्रायः ज्यादा घातक सिद्ध होता है।

मधुमेह के अधिकतर रोगियों में हम मानकर चल सकते हैं कि उनकी रक्त धमनियाँ एवं हृदय प्रभावित हो चुके हैं और उनकी उपयुक्त जाँच-इलाज आवश्यक है।

रक्तचाप के नियंत्रण के लिए चिकित्सक की सलाह से दवाएँ लेनी होती हैं। इसके अलावा भोजन में नमक की मात्रा कम करने (3 ग्राम प्रतिदिन से कम), योग एवं ध्यान के द्वारा भी रक्तचाप को नियंत्रित करने में मदद मिलती है।

2. कम प्रोटीनयुक्त आहार

गुर्दा रोगियों को कम प्रोटीनयुक्त आहार देना चाहिए। उन्हें प्रतिदिन 40-60 ग्राम प्रोटीन देना चाहिए। सभी मांसयुक्त खाद्य पदार्थों (मांस, मछली, अंडा, चिकेन) तथा शाकाहार में दाल एवं दूध में प्रोटीन ज्यादा होती है। चावल, रोटी, सब्जी में प्रोटीन की मात्रा मध्यम होती है।

लिवर एवं किडनी के रोग, जिनकी बीमारी लम्बे अरसे से हो (क्रोनिक), उन्हें शाकाहारी बनने से रोग पर नियंत्रण बेहतर होता है।

जागरूकता

(क) मूत्र में एल्ब्युमिन की सूक्ष्म मात्रा का विसर्जन–माइक्रोएल्ब्युमिनुरिया, मधुमेह जनित गुर्दा रोग के जोखिम की तरफ इशारा करती है। अतः मधुमेह के रोगियों को प्रतिवर्ष मूत्र में इस तत्त्व की जाँच करानी चाहिए और गड़बड़ी मिलने पर डॉक्टरी सलाह लेनी चाहिए।

(ख) धूम्रपान (Smoking) से पूर्ण परहेज। (पृ.-117)

(ग) वजन पर नियंत्रण–मोटापा से बचाव एकमात्र उपाय है जो हम में मधुमेह एवं रक्तचाप होने की सम्भावना घटा सकता है। जिन व्यक्तियों के परिवार में मधुमेह के रोगी हों उनमें मोटापा मधुमेह को आमंत्रण देना है।

मधुमेह रोगियों के लिए आहार तालिका का नमूना

आहार सम्बन्धी सुझाव :

सुबह की चाय	- एक कप, बिना चीनी की
नाश्ता (8-9 बजे सुबह)	- दो रोटी या एक अंडा या 2 स्लाइस ब्रेड
	- दूध एक कप बिना चीनी के
	- फल एक (100 ग्राम)
दोपहर का भोजन	- 3 से 4 रोटियाँ या एक कटोरी पका चावल
(1-2 बजे)	- एक बड़ी कटोरी दाल, बिना घी की
	- दही 1 कटोरी बिना चीनी की
	- सलाद भरपेट
शाम की चाय	- 1 कप बिना चीनी की
(4 से 6 बजे)	- नमकीन, बिस्कुट-2, या भुना/भीगा चना 20 ग्राम
रात का भोजन	- दोपहर के समान
(8 से 10 बजे)	(रोज 45 मिनट तेजी से अवश्य टहलें)

निम्नलिखित आहार कम से कम खाना चाहिए

परहेज :

1. मिठाई, किसी भी रूप में–चीनी/शहद/गुड़/आदि
2. सूखे मेवे, बादाम, काजू, अखरोट, मूंगफली
3. मक्खन, देशी घी, पनीर
4. आईसक्रीम, कुल्फी, शीतल पेय
5. केक, पेस्ट्री, क्रीम आदि
6. आम, केला, अंगूर, शरीफा जैसे मीठे फल
7. जमीन से नीचे पैदा होनेवाली सब्जियाँ–शकरकन्द, आलू
8. चाकलेट, मीठे बिस्कुट, टॉफी आदि
9. तले खाद्य पदार्थ–समोसा, कटलेट, नूडल्स आदि।

अध्याय-8

उच्च रक्तचाप एवं गुर्दा रोग
(High Blood Pressure & Kidney Diseases)

हृदय एवं गुर्दों के कार्य करने में महत्त्वपूर्ण सम्बन्ध है एवं ये दोनों अंग एक-दूसरे की कार्यक्षमता पर निर्णायक प्रभाव डालते हैं। हृदय से पम्प किया गया रक्त शरीर के विभिन्न अंगों के साथ-साथ हमारे गुर्दों में भी पहुँचता है। हृदय के द्वारा प्रेषित रक्त महाधमनी (एओर्टा) की शाखाओं के द्वारा गुर्दों में जाता है। हृदय से निकलनेवाले रक्त का लगभग एक चौथाई हिस्सा गुर्दों को मिलता है, जो रक्त को छान कर घुलनशील अवशिष्ट पदार्थों को मूत्र के रूप में शरीर से बाहर निकालते हैं।

रक्तचाप (Blood Pressure) क्या है?

हृदय एक पम्प का कार्य करता है, जो रक्त को शरीर के विभिन्न अंगों में भेजता है। हृदय के द्वारा रक्त को धमनियों (आर्टरी) में पम्प किए जाने से उन रक्त नलियों में एक दबाव पैदा होता है, जिसे रक्तचाप कहते हैं। हृदय के सिकुड़ने के समय जब रक्त की लहर नलियों में आती है, यह दाब बढ़ जाता है जिसे 'सिस्टोलिक रक्तचाप' कहते हैं। जब हृदय शिथिल हो जाता है उस समय धमनियों में रक्त का दबाव घट जाता है जिसे 'डायस्टोलिक रक्तचाप' कहते हैं।

वयस्कों में रक्तचाप के दोनों बिन्दु, सिस्टोलिक एवं डायस्टोलिक एक सीमा के भीतर होते हैं जो निम्न प्रकार हैं :

सिस्टोलिक रक्तचाप - 80-120 मि.मी. मरक्युरी
डायस्टोलिक रक्तचाप - 60-90 मि.मी. मरक्युरी

रक्तचाप को पारा (मरक्युरी), जो एक भारी घनत्व का द्रव्य रूप धातु है, के कॉलम के दबाव के तुल्य मात्रा में व्यक्त किया जाता है। रक्तचाप नापने की मशीन में मरक्युरी कॉलम से रक्तचाप दर्शाया जाता है। अब रक्तचाप नापने के मरकरी रहित उपकरण (Aneroid Sphygmomanometer) भी उपलब्ध है।

अगर सिस्टोलिक या डायस्टोलिक या दोनों स्तर सामान्य से ऊपर चले जाएँ तो उसे उच्च रक्तचाप (हाई ब्लड प्रेशर) कहा जाता है, अगर इनका स्तर सामान्य से नीचे चला जाए तो इसे निम्न रक्तचाप (लो ब्लड प्रेशर) कहा जाता है। रक्तचाप के स्तरों का सामान्य से ऊपर बढ़ना एवं नीचे घटना, दोनों ही स्थितियाँ शरीर के लिए हानिकारक हैं। डायस्टोलिक रक्तचाप में वृद्धि, शरीर के लिए ज्यादा महत्त्वपूर्ण है क्योंकि यह दबाव सतत् बना रहता है। उच्च रक्तचाप के नियंत्रण में यद्यपि दोनों बिंदुओं को सामान्य स्तर के समीप लाने का प्रयास किया जाता है पर डायस्टोलिक रक्तचाप पर विशेष ध्यान दिया जाता है।

प्राइमरी उच्च रक्तचाप (Primary High Blood Pressure)

लगभग 90 प्रतिशत लोगों में उच्च रक्तचाप की समस्या चालीस वर्ष की उम्र के बाद होती है। जिनके माता-पिता रक्तचाप के रोगी होते हैं उन्हें यह समस्या होने की सम्भावना ज्यादा होती है। इन रोगियों के गुर्दे एवं अन्य अंग प्रायः स्वस्थ होते हैं तथा इस स्थिति को प्राइमरी उच्च रक्तचाप कहते हैं। युवा अवस्था में हमारी रक्त नलियाँ लचीली होती है एवं हृदय से निकले रक्त को वे फैलकर समायोजित कर लेती हैं। परन्तु उम्र बढ़ने पर, विशेषकर चालीस वर्ष की उम्र के बाद उनका लचीलापन घटने लगता है और उनके भीतर का दाब बढ़ने लगता है।

हम जब गुस्सा करते हैं, भीड़-भाड़ की ट्रैफिक में यात्रा करते हैं, तेज रफ्तार गाड़ी में बैठते हैं या चलाते हैं या तनावग्रस्त होते हैं, उस समय कुछ मिनटों के लिए उच्च रक्तचाप के दौरे से गुजरते हैं। धीरे-धीरे यह स्थिति लगातार सतत् बनी रहने लगती है, जिसे प्राइमरी उच्च रक्तचाप का कारण माना जाता है।

उच्च रक्तचाप की बीमारी के लगभग 90% व्यक्तियों में प्राइमरी उच्च रक्तचाप होता है। प्राइमरी उच्च रक्तचाप सामान्यतया 40-45 वर्ष की उम्र में शुरू होता है। इसे प्रायः 'इडियोपैथिक', (Idiopathic) जिसका कोई ज्ञात कारण न हो, की संज्ञा भी दी जाती है। परन्तु किसी भी व्यक्ति में उच्च रक्तचाप की स्थिति पहली बार पता चलने पर पूरी जाँच-पड़ताल करके यह सुनिश्चित कर लेना चाहिए कि यह किसी विद्यमान रोग (यथा गुर्दा रोग, एड्रीनल रोग, महाधमनी की सिकुड़न) के कारण तो नहीं है। प्राइमरी उच्च रक्तचाप में व्यक्ति की जीवन शैली एवं व्यक्तित्व का महत्त्वपूर्ण योगदान होता है तथा यह कुछ हद तक वंशानुगत भी है।

व्यक्तित्व-गुण (Personality Trait)

पिछले कुछ दशकों में हृदय रोग विशेषज्ञों ने हृदय रोगियों के व्यवहार एवं जीवन शैली में कुछ खास साम्यताएँ देखीं। विस्तृत वैज्ञानिक एवं सांख्यिकी अध्ययन के आधार पर जनसमूह में तीन प्रकार के व्यक्तित्व गुण पाए गए :

(1) **टाइप 'ए' व्यक्तित्व**–टाइप 'ए' व्यक्तित्व के धारक अत्यन्त सक्रिय, मेहनती एवं महत्त्वाकांक्षी होते हैं। ये जिन्दगी की दौड़ में सबसे आगे रहने के लिए हर कार्य सही ढंग से एवं सही समय पर करना चाहते हैं। उनके पास जीवन का आनंद एवं अपना मनोरंजन करने का समय नहीं रहता है। इस अतिव्यस्तता के कारण उन्हें अत्यधिक तनाव रहता है और वे प्राथमिक उच्च रक्तचाप एवं हृदय रोग के ज्यादा शिकार होते हैं।

(2) **टाइप 'बी' व्यक्तित्व**–टाइप 'ए' के विपरीत, टाइप 'बी' पर्सनेलिटी के व्यक्ति चिन्तामुक्त, तनावमुक्त और आराम से रहना चाहते हैं। वे 'काम कम और मनोरंजन ज्यादा' की भावना में यकीन रखते हैं। टाइप 'बी' व्यक्तित्वधारी की आकांक्षाएँ और ध्येय छोटे होते हैं। काम पर देर से पहुँचने, काम अधूरा छोड़ देने, ऑफिस से बिना बात छुट्टी लेने में उन्हें उलझन नहीं होती।

टाइप 'ए' व्यक्तित्व की तुलना में, टाइप 'बी' व्यक्तित्व को हृदय रोग होने की सम्भावना बहुत कम (लगभग आधी) होती है।

(३) **टाइप 'सी' व्यक्तित्व**–इस प्रकार के व्यक्तित्व स्वभाव से भीरु एवं चुप रहनेवाले होते हैं। वे अपना क्रोध, क्षोभ, नापसन्दगी व्यक्त नहीं कर पाते हैं और घुटते रहते हैं। भावनाओं को व्यक्त नहीं कर पाने के कारण विकट स्थिति में वे मन एवं शरीर से कमजोर पड़ सकते हैं। कुछ अध्ययनों में पाया गया है कि टाइप 'सी' व्यक्तित्वधारी को कैंसर (त्वचा, फेफड़ों आदि की) होने की सम्भावना कुछ ज्यादा रहती है, पर यह धारणा सम्पुष्ट नहीं है।

सेकेण्डरी उच्च रक्तचाप (Secondary High Blood Pressure)

रक्तचाप के रोगियों में लगभग 10% लोगों को रक्तचाप, शरीर के अन्य अंगों की व्याधि के कारण होता है–इसे सेकेंडरी उच्च रक्तचाप कहते हैं एवं इस प्रकार के कुछ व्यक्ति गुर्दा रोग से पीड़ित होते हैं।

गुर्दों के अनेक रोग रक्तचाप की वृद्धि कराते हैं, उदाहरणार्थ :

1. गुर्दे की रक्त धमनी में सिकुड़न (Renal Artery Stenosis)
2. किडनी में सूजन (Acute Nephritis)
3. किडनी में सिकुड़न (Chronic Glomerulonephritis)
4. उच्च रक्तचाप एवं मधुमेह का गुर्दों पर दुष्प्रभाव (Hypertensive & Diabetic Nephropathy)

रक्तचाप एवं गुर्दे (Blood Presure & Kidneys)

जब हृदय से रक्त एक उचित दबाव के साथ गुर्दों में पहुँचता है तो इसकी छन्नी (फिल्टर) सही काम करती है। रक्त का दबाव सामान्य स्तर से ज्यादा परिवर्तित होने पर गुर्दे के फिल्टर सही ढंग से काम नहीं कर पाते हैं। उदाहरणार्थ, शरीर से रक्त गिरने के कारण जब रक्तचाप घट जाता है तो गुर्दे काम करना कम या बन्द कर देते हैं एवं मूत्र की मात्रा घट जाती है। दूसरी तरफ शरीर का रक्तचाप सामान्य से अधिक होने पर भी गुर्दों के फिल्टर की कार्य क्षमता घट जाती है और मूत्र में एल्ब्यूमिन जैसे शरीर के लिए आवश्यक पदार्थ जरूरत से ज्यादा निकाल दिए जाते हैं। हमारे गुर्दे विषैले तत्त्वों को हटाने के साथ-साथ उपयोगी तत्त्वों को बचा कर भी रखते हैं।

जहाँ एक तरफ गुर्दों के सही ढंग से काम करने के लिए हृदय का स्वस्थ होना जरूरी है, वहीं गुर्दों में रोग होने पर हृदय के सही कार्य पर बाधा पड़ती है। गुर्दा एंजियोटेंसिन नामक एक हार्मोन बनाता है, जो रक्तचाप को बनाए रखने में मदद करता हे। गुर्दे की बीमारी, रक्तनली में सिकुड़न (रीनल आर्टरी स्टेनोसिस) या जीर्ण गुर्दा रोग (क्रोनिक किडनी डिसीज, जिसमें गुर्दे सूख जाते हैं) में एंजियोटेंसिन की अधिकता के कारण रक्तचाप बढ़ जाता है एवं बढ़े रक्तचाप के कारण हृदय को रक्त पम्प करने में ज्यादा परिश्रम करना पड़ता है।

उपरोक्त बातों से स्पष्ट है कि हृदय एवं गुर्दा के कार्यों में अन्योन्याश्रय सम्बन्ध है, तथा इन दोनों अंगों की बीमारियाँ एक-दूसरे को प्रभावित करती हैं। हृदय रोगों में प्रमुख रोग 'उच्च रक्तचाप' गुर्दा रोग कराता है, वहीं दूसरी तरफ गुर्दा के अनेक रोग उक्त रक्तचाप कराके हृदय पर काम का भार बढ़ा देते हैं।

गुर्दों के जीवनपर्यन्त उचित ढंग से कार्य करने के लिए हमें ऐसे प्रयास करने होंगे कि प्रथमतया रक्तचाप बढ़े ही नहीं और अगर बढ़ गया हो तो शीघ्र सामान्य स्तर पर आ जाए। अगर रक्तचाप में वृद्धि ज्यादा हो तो दवाओं का प्रयोग आवश्यक हो जाता है। परन्तु रक्तचाप में हल्की वृद्धि (वयस्क का डायस्टोलिक प्रेसर 90-105 तक) होने पर दवाओं के बिना, अन्य उपायों (जैसे वजन और नमक कम करके, योग-मेडिटेशन आदि से) भी रक्तचाप सामान्य स्तर तक लाया जा सकता है। (पृ.-116)

हार्ट फेल्योर एवं गुर्दे (Heart Failure and Kidneys)

गुर्दों की छनन-क्षमता, हृदय के द्वारा आपूर्ति किए जा रहे रक्त की मात्रा पर निर्भर करती है। हृदय की कमजोरी या दिल का दौरा (Heart Attack) पड़ने के कारण अगर गुर्दों में रक्त कम आता है तो मूत्र की मात्रा घट जाती है और रक्त में यूरिया एवं क्रिएटिनीन का स्तर बढ़ने लगता है। स्वस्थ गुर्दे भी हृदय की कमजोरी से प्रभावित होते हैं।

भारतीय परिदृश्य

भारतवर्ष में अभी वर्ष 2010 में उच्च रक्तचाप से पीड़ितों की संख्या लगभग 6 करोड़ है, जिसकी संख्या आनेवाले पाँच वर्षों में बढ़कर दुगुनी हो जाने की

सम्भावना है। बचपन में स्कूल में दाखिले से लेकर कॉलेज, कैरियर, नौकरी, कमाई, महँगाई आदि बातों को लेकर तनावग्रस्त व्यक्तियों की तादाद बढ़ती जा रही है। तनाव के साथ-साथ धूम्रपान, शारीरिक श्रम का अभाव, मोटापा, भोजन में घी-तेल, मिठाई की प्रचुरता आदि तत्त्व उच्च रक्तचाप का कारण बन रहे हैं।

जागरूकता के अभाव में उच्च रक्तचाप के अनेक रोगियों को इस खतरे का आभास ही नहीं रहता है। हर व्यक्ति को 30 वर्ष की उम्र के बाद, प्रतिवर्ष एक विस्तृत डॉक्टरी जाँच (Comprehensive Health Checkup) जिसमें रक्तचाप, रक्त शर्करा, कोलेस्ट्रॉल, ई.सी.जी. आदि शामिल हो, अवश्य करानी चाहिए एवं इनके असामान्य होने की स्थिति में नियमपूर्वक इलाज करानी चाहिए।

हमें यह बात ध्यान में रखनी चाहिए कि उच्च रक्तचाप एवं मधुमेह का इलाज मुख्यतया भविष्य में उनसे होने वाले दुष्प्रभावों (जैसे गुर्दों पर) को रोकने के लिए किया जाता है। सम्भव है, रक्तचाप एवं रक्त शुगर थोड़ा बढ़ा होने पर व्यक्ति कुछ भी असामान्य या स्वयं को रोगी जैसा महसूस नहीं करता हो। इसी कारण, दुर्भाग्यवश अनेक रोगी निदान होने के बाद भी उपरोक्त रोगों की नियमित जाँच और इलाज में लापरवाही बरत कर उसका खामियाजा (जैसे दिल का दौरा, लकवा, गुर्दा ह्रास, आँखों की रोशनी खत्म होना आदि) भुगतते हैं।

उच्च रक्तचाप एवं मधुमेह के रोगियों में दिल का दौरा हृदय को रक्त आपूर्ति करनेवाली धमनी, कोरोनरी आर्टरी (Coronary Artery) में खून का थक्का जमने से होता है जो नली के छिद्र को बन्द कर देती है। कोरोनरी आर्टरी के रोग को जानने के लिए कोरोनरी एंजियोग्राफी एवं सी.टी. एंजियोग्राफी जैसी जाँच की जाती है।

अध्याय-9

गुर्दों पर दवाओं का दुष्प्रभाव (Side Effects of Medicines on Kidneys)

हमारे द्वारा सेवन की गई दवाओं की ज्यादातर मात्रा, मेटाबोलिज्म के द्वारा रूपांतरित हो शरीर के द्वारा उपयोग कर ली जाती है और नष्ट हो जाती है। जो अंश मेटाबोलिज्म के कारण नष्ट नहीं होता है, वह मात्रा प्रायः गुर्दों के द्वारा ही शरीर से बाहर आता है। कभी-कभी दवाओं की मात्रा गुर्दों में इतनी हो जाती है कि गुर्दों के उत्तकों को नुकसान पहुँचा देती है।

गुर्दों को हानि पहुँचानेवाली प्रमुख दवाएँ निम्न प्रकार है–

(1) **दर्दनाशक दवाएँ**–दर्द एवं सूजन घटाने की अनेक दवाएँ (नॉन स्टीरॉयड एंटी इंफलामेटरी ड्रग्स) गुर्दों को नुकसान पहुँचा सकती है। कई लोग सरदर्द, देहदर्द एवं जोड़ों के दर्द आदि के लिए प्रायः बिना किसी चिकित्सक की सलाह लिए इन दवाओं का सेवन करते हैं। सरकार एवं दवा-नियंत्रक पदाधिकारियों के द्वारा भी इन्हें बिना डॉक्टरी सलाह के ओ.टी.सी. (ओवर द काउंटर) प्रोडक्ट के रूप में बेचने की अनुमति मिली हुई है, जिस कारण इनका प्रयोग आवश्यकता से अधिक हो रहा है।

दर्दनाशक दवाएँ जिनमें एस्पिरिन, फेनासेटिन, आईबूप्रोफेन, डाइक्लोफेनाक सोडियम, निमुसेलाइड और रेफोकोक्सिब जैसे अवयव मिले हों उनका प्रयोग स्वस्थ व्यक्ति के द्वारा कम-से-कम होना चाहिए एवं गुर्दा के रोगियों को तो ये दवाएँ लेनी ही नही चाहिए। दर्दनाशक दवाएँ गुर्दों को हानि पहुँचाने के साथ-साथ शरीर के कुछ

अन्य अंगों में भी तकलीफ कराती हैं। ये आमाशय की झिल्ली में सूजन और घाव (पेप्टिक अल्सर), एसिडिटी, गैस और पेट दर्द करा सकती हैं। साँस के मरीजों को दमा का अटैक करा सकती हैं। ये लिवर को हानि पहुँचा सकती हैं एवं रक्तचाप भी बढ़ा सकती हैं।

दर्दनाशक दवाओं के प्रयोग से खून के थक्का बनने में बाधा पहुँच सकती है एवं कटने, चोट लगने, ऑपरेशन होने पर अत्यधिक रक्तस्राव हो सकता है। इस कोटि की दवाओं के रक्त को तरल बनाने के प्रभाव का लाभ हृदय रोगियों की एस्पिरिन की छोटी खुराक (लो-डोज-एस्पिरिन) देकर, हृदयाघात (हार्ट अटैक) से बचाने का प्रयास किया जाता है। परन्तु अगर रोगी को साथ में गुर्दा रोग भी है तो आमाशय से रक्तस्राव (गैस्ट्रिक ब्लीडिंग) की सम्भावना बढ़ जाती है, जिस स्थिति में इससे परहेज ही उचित है। दर्द नाशक दवाओं में पैरासिटामोल अभी गुर्दों के लिए सुरक्षित मानी जाती है, पर इसका ज्यादा प्रयोग लिवर को क्षति पहुँचा सकता है।

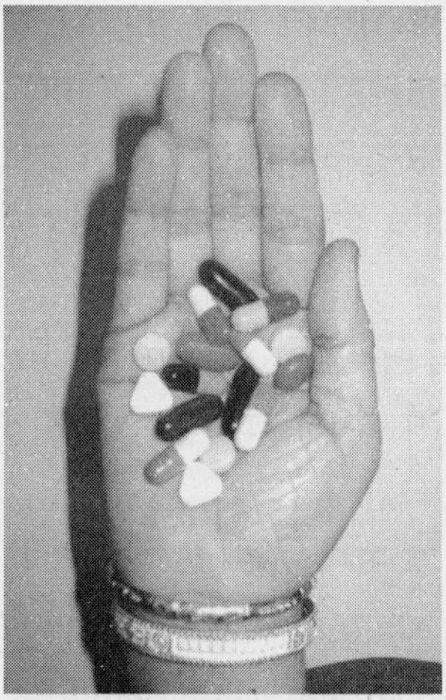

चित्र सं. 19–दवाएँ

खतरे की घंटी

दर्दनाशक दवाओं के गुर्दों पर दुष्प्रभाव होने की पहली निशानी मूत्र में एल्ब्यूमिन की अधिक मात्रा का गिरना होता है। ज्यादा खराबी हो जाने पर रक्त में यूरिया एवं क्रिएटिनिन का स्तर बढ़ जाता है।

दर्दनाशक दवाओं के गुर्दों पर दुष्प्रभाव होने के प्रारम्भिक अवस्था में अगर दवा रोक दी जाती है, तो शरीर गुर्दों में हुई हानि की क्षतिपूर्ति कर लेता है, परन्तु ज्यादा क्षति हो जाने पर शरीर उसकी भरपाई नहीं कर पाता है।

(2) **एमिनोग्लाइकोसाइड ग्रुप की दवाएँ**–स्ट्रेप्टोमाइसिन (तपेदिक की दवा), जेंटामाइसिन (एंटीबायोटिक) एवं अमिकासिन भी गुर्दों को हानि पहुँचा सकती है। कुछ दशक पूर्व स्ट्रेप्टोमाइसिन तपेदिक की प्रमुख दवा थी, परन्तु अब नई एवं सुरक्षित दवाओं के उपलब्ध होने से इसका उपयोग घट गया है।

(3) **कंट्रास्ट एजेंट**–मूत्र तंत्र की इमेजिंग जाँच, यूरोग्राफी में आयोडीनयुक्त कंट्रास्ट एजेंट उपयोग में लाया जाता है। गुर्दा रोगियों में इस जाँच को करने के पहले सम्भावित हानि का अनुमान लगा लेना चाहिए। आजकल अल्ट्रासाउंड जैसी सुरक्षित जाँच उपलब्ध हो जाने के बाद यूरोग्राफी की उपयोगिता बहुत घट गई है। यूरोग्राफी जाँच की संख्या अब घट गई है, परन्तु आयोडिन युक्त कंट्रास्ट दवाओं का उपयोग सी.टी. स्कैन जाँच एवं एंजियोग्राफी जाँच में बहुलता से हो रहा है।

रक्त में यूरिया एवं क्रिएटिनीन का स्तर थोड़ा भी बढ़ा होने पर, आयोडिन कंट्रास्ट दवा के प्रयोग से बचना चाहिए, क्योंकि वे गुर्दों की कार्यक्षमता तेजी से घटा सकती है।

(4) **एलर्जी**–कुछ दवाएँ ऐसी होती हैं, जो सभी सेवन करनेवालों को हानि नहीं पहुँचाती है, परन्तु कुछ व्यक्तियों के गुर्दों को, एलर्जी जैसी प्रक्रिया से हानि पहुँचा सकती है–जैसे पेनिसिलीन, रिफाम्पीसिन, सिप्रोफ्लॉक्सेसिन, सल्फोनामाइड आदि। इन दवाओं के प्रयोग के बाद अगर चेहरे पर या शरीर में सूजन आए तो दवा का सेवन तुरन्त रोक कर, चिकित्सक से सम्पर्क करना चाहिए।

(5) **आयुर्वेदिक दवाएँ**–कुछ आयुर्वेदिक दवाओं में जस्ते, लोहे या पारद का भस्म प्रयोग किया जाता है, जो गुर्दों को क्षति पहुँचा सकती हैं। यह धारणा कि आयुर्वेदिक एवं होम्योपैथी दवाएँ शरीर एवं गुर्दों के पूर्णतया सुरक्षित हैं, मिथ्या है। हमें समझी-बूझी एवं वैज्ञानिक जाँच के द्वारा सुरक्षित एवं उपयोगी सिद्ध की गई दवाओं का ही प्रयोग करना चाहिए।

बचाव

गुर्दों की सुरक्षा के लिए दर्दनाशक दवाओं का सेवन कम-से-कम करना चाहिए। बुजुर्गों में होनेवाले जोड़ों के दर्द की चिकित्सा मालिश, गर्म सिकाई एवं मांसपेशियों को ताकत देने वाले कसरतों (फिजियोथेरेपी) से करना चाहिए।

दर्दनाशक दवाओं का सेवन करते समय पानी की समुचित मात्रा लेनी चाहिए जिससे ये मूत्र में आसानी से निकल जाएँ तथा गुर्दों में इनका सांद्रन ज्यादा न हो।

बुजुर्गों, मधुमेह तथा रक्तचाप के रोगियों तथा निर्ज्जलीकरण (डिहाइड्रेशन) के शिकार व्यक्तियों के गुर्दों पर दवाओं का दुष्प्रभाव ज्यादा होता है।

बॉक्स सं. 7

गुर्दा रोगी के लिए दवा सेवन में सावधानी

- बिना जरूरत के कोई भी दवा नहीं लेनी चाहिए, भले ही वह विटामिन की गोली क्यों न हो। विटामिन की जरूरतों को भी प्राकृतिक स्रोतों (फल, सब्जी एवं सलाद आदि) से पूरी करनी चाहिए।
- अगर दवा लेना आवश्यक हो, तो उस रासायनिक ग्रुप की सबसे सुरक्षित उपलब्ध दवा लेने का प्रयास करना चाहिए।
- अगर व्यक्ति के गुर्दे में पहले से ही कुछ खराबी हो और खून में यूरिया, क्रियेटिनीन की मात्रा ज्यादा हो तो दवा की खुराक घटा देनी चाहिए। कुछ एंटीबायोटिक्स की खुराक 30-50% घटानी पड़ती है।
- गुर्दा रोगी को दवाओं का दुष्प्रभाव ज्यादा होने की सम्भावना रहती है, अतः सेवन के क्रम में दुष्प्रभाव के लक्षणों, जैसे शरीर में सूजन, मूत्र में एल्ब्युमिन आदि पर विशेष निगाह रखने की जरूरत होती है।
- गुर्दा रोगी के रक्तचाप एवं मूत्र की मात्रा पर ध्यान रखते हुए जल एवं द्रव्यों की मात्रा डॉक्टरी सलाह पर बढ़ाकर 2-3 लीटर प्रतिदिन किया जा सकता है, जिससे दवा की अतिरिक्त मात्रा मूत्र से निकल जाए।
- होम्योपैथी एवं आयुर्वेदिक दवाएँ भी गुर्दों को क्षति पहुँचा सकती हैं। इनका सेवन बहुत सोच-समझ कर करना चाहिए। आयुर्वेदिक दवाओं में कभी-कभी पारा (मरकरी), जस्ता आदि का भस्म एवं पोटैशियम लवण आदि दे दिए जाते हैं, जो गुर्दों के लिए हानिकारक सिद्ध होते हैं।

अध्याय-10

गुर्दा-ह्रास
(Kidney Failure)

जब शरीर के दोनों गुर्दे किसी कारण से काम करना बहुत कम या बन्द कर देते हैं, उस स्थिति को गुर्दा-ह्रास (किडनी फेल्योर) कहते हैं।

जब गुर्दों की कार्यक्षमता में ह्रास होने में मात्र कुछ दिन या हफ्ते लगते हैं, तो उसे तीव्र गुर्दा ह्रास (एक्यूट किडनी इंजरी) कहते हैं। दूसरी तरफ, जब गुर्दों की कार्यक्षमता शनैः-शनैः महीनों-वर्षों में घटती है तो उसे चिरकालिक गुर्दा रोग (क्रोनिक किडनी डिसीज) कहते हैं। तीव्र गुर्दा ह्रास के कुछ रोगियों में गुर्दे अपने आप में स्वस्थ हो सकते हैं, तथा कार्यक्षमता में कमी का कारण गुर्दों में न होकर अन्य अंगों में हो सकता है। उदाहरणार्थ, अगर हृदय रोग के कारण गुर्दों को रक्त नहीं मिल रहा हो तो भले ही अपने आप में गुर्दे स्वस्थ क्यों न हों, उनकी कार्यक्षमता में तेजी से गिरावट आ सकती है।

गुर्दों की कार्यक्षमता में ह्रास को पहले 'किडनी फेल्योर' की संज्ञा दी जाती थी, जो रोगी एवं अभिभावकों को भयभीत कर देता था एवं इनमें निहित अर्थ वास्तविकता से परे होता है। तीव्र गुर्दा ह्रास के अनेक रोगी इलाज के बाद पूरी तरह ठीक हो कर सामान्य जीवन बिताते हैं। चिरकालिक गुर्दा ह्रास में भी इलाज की पूरी सम्भावना होती है। अतः अब इनके लिए डॉक्टरी भाषा में 'एक्यूट किडनी इंजरी' तथा 'क्रोनिक किडनी डिसीज' जैसे पारिभाषिक शब्दों का प्रयोग किया जा रहा है।

(क) तीव्र गुर्दा ह्रास (Acute Kideny Injury)

तीव्र गुर्दा ह्रास में दोनों गुर्दों की कार्यक्षमता तेजी से परन्तु प्रायः अल्प अवधि के लिए घट जाती है। इस रोग में उपचार के पश्चात् गुर्दे सामान्य रूप से काम करने लगते हैं।

गुर्दों के तेजी से निष्फल होने के लिए निम्न कारण जिम्मेदार हो सकते हैं–

(1) गुर्दों की रक्त-आपूर्ति में बाधा

(2) गुर्दों की अपनी बीमारी

(3) मूत्र मार्ग में रुकावट (देखें बॉक्स सं.-8)

लक्षण

गुर्दों के कार्य करने में कमी के कारण प्रायः मूत्र की मात्रा घट जाती है, और शनैः-शनैः रक्त में यूरिया एवं क्रिएटिनीन आदि का स्तर बढ़ने लगता है। मरीज की ताकत में कमी आ जाती है जिस कारण चलने-फिरने में कठिनाई होती है।

भूख कम लगना, जी मिचलाना, उल्टी होना, हिचकी आना आदि तकलीफों के साथ पैर-शरीर में सूजन, साँस फूलने एवं उच्च रक्तचाप की शिकायत हो सकती है। रोगी की याददाश्त घट सकती है और वह हरदम उनींदा दिख सकता है। ये सारे लक्षण रक्त में यूरिया एवं क्रिएटिनीन जैसे व्यर्थ पदार्थों के बढ़े स्तर का प्रभाव है। अतः गुर्दों के अनेक प्रकार के रोगों में समान लक्षण मिल सकते हैं।

निदान-उपचार

उपरोक्त लक्षण होने पर रक्त एवं मूत्र की जाँच के आधार पर गुर्दा रोग की स्थिति एवं गम्भीरता स्पष्ट होती है। तीव्र गुर्दा ह्रास में सटीक इलाज हेतु गुर्दा रोग का कारण पता लगाना जरूरी होता है। कारण का इलाज, दवाएँ एवं आवश्यकतानुसार डायलिसिस करके तीव्र गुर्दा ह्रास के रोगी की जान बचाई जा सकती है।

बॉक्स सं. 8

तीव्र (Acute) गुर्दा ह्रास के कारण
(Cause of Acute Kidney Injury)

1. – रक्त-आपूर्ति में बाधा या कमी
   – शरीर के किसी अंग से स्वतः बीमारी या चोट के कारण रक्तस्राव
   – द्रव्य हानि – कै, वमन
   – अत्यधिक पसीना
   – डायरिया (दस्त)
   – डायुरेटिक दवा का अत्यधिक सेवन
   – जल की अनुपलब्धता
   – हृदय रोग, हृदय-आघात, हार्ट फेल्योर
   – तीव्र संक्रमण (सेप्टिसीमिया), मलेरिया
   – रक्त नलिका में खून का थक्का बनने से बाधा
2. – गुर्दों की बीमारी – ट्यूबुलर नेक्रोसिस
   – दवाओं का दुष्प्रभाव–दर्दनाशक, कंट्रास्ट एजेंट एमिनोग्लाइकोसाइड,
3. – मूत्र मार्ग में रुकावट – दोनों यूरेटर में एक साथ पथरी का होना
   – पुरुषों में प्रोस्टेट ग्रंथि में वृद्धि
   – स्त्रियों में बच्चेदानी के मुँह (सर्विक्स) का कैंसर आदि।

अगर फेल्सीपेरम मलेरिया के कारण गुर्दा निष्फल हुआ हो तो उसका इलाज मलेरियारोधी दवाओं से करना पड़ता है। अगर मूत्रमार्ग में पथरी के द्वारा अवरोध पैदा हुआ हो, तो दूरबीन (एंडोस्कोपी) या ऑपरेशन के द्वारा पथरी को हटाया जा सकता है। इस रोग में शीघ्र निदान एवं उचित उपचार का बहुत महत्त्व है।

आवश्यकता पड़ने पर तीन-चार हफ्तों तक यंत्रों से रक्त का शुद्धिकरण-डायलिसिस करनी पड़ सकता है। समय पर डायलिसिस जीवनदायक सिद्ध हो सकता है।

त्वरित गुर्दा ह्रास के प्रभावित व्यक्ति जब कुछ दिनों या हफ्तों के इलाज के बाद स्वस्थ हो जाते हैं तब उन्हें किसी प्रकार की दवा की आवश्यकता नहीं रह जाती है। तीव्र गुर्दा ह्रास से स्वस्थ हुए व्यक्ति का गुर्दा सामान्यतया आजीवन सही ढंग से काम करता है। मगर भविष्य में गुर्दों को हानि पहुँचानेवाली दवाओं से परहेज करना दूरदर्शिता एवं समझदारी की बात होगी।

(ख) चिरकालिक गुर्दा रोग (Chronic Kidney Disease)

बीमारी के कारण जब गुर्दों की कार्यक्षमता धीरे-धीरे महीनों या वर्षों में प्रभावित होती है तो उस स्थिति को चिरकालिक या दीर्घावधि गुर्दा रोग कहते हैं। इस स्थिति में गुर्दों की कार्य ईकाई–नेफ्रॉन नष्ट हो जाती है अर्थात् यह क्षति प्रायः स्थायी एवं अपूरणीय होती है। गुर्दों के खराब होने की यह प्रक्रिया अत्यन्त धीमी होती है, तथा कई महीनों या वर्षों में आती है। ज्यादातर मामलों में चिरकालिक गुर्दा रोग का पता तब चलता है, जब गुर्दे लगभग 50 फीसदी खराब हो चुके होते हैं। दूसरे शब्दों में, यह मर्ज एक प्रकार से साइलेंट किलर है। गुर्दों के क्षतिग्रस्त होने में मधुमेह एवं उच्च रक्तचाप के साथ-साथ तनाव, श्रम का अभाव, असंयमित खान-पान, धूम्रपान एवं शराब का योगदान होता है। वर्तमान समय में चिरकालिक गुर्दा रोग का पता सम्भावित व्यक्ति के रक्त में यूरिया एवं क्रिएटिनीन की मात्रा बढ़ी होने पर चलता है।

चिरकालिक गुर्दा रोग में गुर्दों की उत्सर्जन क्षमता तो नष्ट होती ही है, साथ में गुर्दे जो हार्मोन (इरिथ्रोपोइटीन, कैल्सीटोनिन) बनाते हैं उनकी भी कमी हो जाती है। अर्थात् उत्सर्जन क्षमता घटने से रक्त में विषैले पदार्थ बढ़ते हैं–यूरीमिया। साथ में, मरीज को रक्त की कमी एवं अस्थियों में कमजोरी भी हो जाती है।

चिरकालिक गुर्दा रोग के मरीज प्रायः अधेड़ या वृद्ध उम्र के होते हैं। चूँकि उनके गुर्दों के पुनः कार्यशील होने की सम्भावना नगण्य होती है। अतः उन्हें डायलिसिस एवं गुर्दा प्रत्यारोपण पर आश्रित होना पड़ता है। ये दोनों प्राणरक्षक तो हैं परन्तु अत्यन्त महँगे उपाय होते हैं।

कारण

चिरकालिक गुर्दा रोग के कारणों की सूची लम्बी है और ऐसे अनेक रोगियों में गुर्दा के नष्ट होने के कारण का पता लगाना सम्भव नहीं होता है। उनकी किडनी सिकुड़ कर छोटी हो जाती है, तथा बायोप्सी जाँच से भी प्रायः कोई निष्कर्ष नहीं निकलता है।

मधुमेह, उच्च रक्तचाप, दर्दनाशक दवाओं का दुष्प्रभाव, गुर्दों की तपेदिक, गुर्दे की पथरी एवं गुर्दों का संक्रमण आदि रोगों में अपूरणीय गुर्दा ह्रास हो सकता है।

लक्षण एवं निदान

चिरकालिक गुर्दा-रोग के लक्षण भी तीव्र गुर्दा-ह्रास की भाँति रक्त में यूरिया एवं क्रिएटिनीन के स्तर बढ़ने के कारण होते हैं।

इसमें कमजोरी, थकान, भूख की कमी, जी मिचलाना, वमन, सरदर्द, चेहरे पर सूजन, साँस फूलना आदि होते हैं। ऐसे रोगियों का गुर्दा मूत्र को सांद्र (Concentrate) नहीं कर पाता है। अतः मूत्र की मात्रा, विशेषकर रात में बढ़ जाती है (Nocturia and Polyuria)। इनका रक्तचाप बढ़ जाता है एवं हृदय की कार्यक्षमता घट जाती है। प्रायः रक्त की जाँच के बाद ही गुर्दों के प्रभावित होने की बात पता चलती है। चूँकि चिरकालिक गुर्दा रोग में (तीव्र गुर्दा ह्रास की तुलना में) गुर्दों के हार्मोन्स भी बनने बन्द हो जाते हैं, अतः इन रोगियों में एनीमिया तथा हड्डियों की कमजोरी भी होती है। इनके रक्त जाँच में हीमोग्लोबिन की मात्रा कम पाई जाती है। इनके एक्स-रे जाँच में हड्डियों में कैल्शियम की कमी का असर, ऑस्टियोपोरोसिस दिखता है। इनका रक्तचाप बहुत ज्यादा बढ़ सकता है। उपरोक्त बिन्दुओं का विश्लेषण कर पता लगाया जाता है कि गुर्दा रोग तीव्र (एक्यूट) है या चिरकालिक (क्रोनिक)।

गुर्दा रोग के रोगियों में सोनोग्राफी के द्वारा गुर्दों के आकार का पता लगाना एक अत्यन्त महत्त्वपूर्ण जाँच होती है। प्रायः तीव्र गुर्दा रोग में गुर्दों की आकार थोड़ी बड़ी या सामान्य होती है जबकि चिरकालिक गुर्दा रोग में गुर्दे छोटे एवं संकुचित होते हैं (अपवाद—मधुमेह, पॉलिसिस्टिक गुर्दा एवं एमाइलायडोसिस)। सोनोग्राफी जाँच के द्वारा गुर्दों की माप पता लगती है और उस रोग के तीव्र या चिरकालिक होने का निर्णय लिया जा सकता है। सोनोग्राफी जाँच में गुर्दों के माप के अलावा मूत्र तंत्र सम्बन्धी कई अन्य जानकारियाँ, जैसे पथरी, मूत्र प्रवाह में अवरोध, पॉलिसिस्टिक गुर्दा रोग आदि की भी जानकारी दे सकता है।

गुर्दा ह्रास का शरीर के विभिन्न अंगों पर प्रभाव

गुर्दों की कार्यक्षमता में कमी होने पर रक्त में यूरिया एवं क्रिएटिनीन की मात्रा बढ़ जाती है, जिस अवस्था को 'युरीमिया' (Uraemia) कहते हैं। गुर्दा ह्रास का प्रभाव शरीर के सभी कार्य संस्थानों (Body System) पर पड़ता है।

(क) **रक्त (Blood)**—दीर्घकालिक गुर्दा रोगी प्रायः एनीमिया के शिकार होते हैं। गुर्दों के द्वारा 'एरिथ्रोपोइटिन' नामक हार्मोन का निर्माण कम

होने से लाल रक्त कण कम बनते हैं। साथ ही, यूरिया की बढ़ी मात्रा के कारण लाल रक्त कण जल्दी टूट जाते हैं, अर्थात रक्तकणों की आयु घट जाती है।

रक्त में उपस्थित 'प्लेटलेट कोशिकाएँ' (Platelet Cells) रक्तस्राव रोकते हैं। रक्त में यूरिया बढ़ने पर प्लेटलेट कोशिकाओं की कार्यक्षमता घट जाती है। ऐसे रोगी के आमाशय, आंत और मलाशय से रक्तस्राव हो सकता है एवं त्वचा के नीचे खून जम सकता है।

(ख) **अस्थि संस्थान (Skeletal System)**–दीर्घावधि गुर्दा रोग में हड्डियाँ कमजोर एवं खोखली (Osteomalacia & Osteoporosis) हो जाती हैं। हड्डियों में कैल्शियम की मात्रा कम हो जाती है, जबकि कुछ हड्डियाँ ज्यादा घनी हो जाती हैं (Osteosclerosis)।

(ग) **मांसपेशियाँ (Muscles)**–भूख की कमी के कारण गुर्दा रोगी का भोजन घट जाता है और शनैः-शनैः मांसपेशियाँ कमजोर पड़ जाती हैं। मांसपेशियों में अकड़न (Cramp) हो सकती है।

(घ) **तंत्रिका तंत्र (Nervous System)**–गुर्दा रोगी को हाथ-पैर में कनकनाहट एवं जलन (Tingling & Burning) हो सकती है।

(ङ) **पाचन तंत्र (Digestive System)**–रक्त में बढ़े यूरिया के मस्तिष्क पर प्रभाव के कारण रोगी को हूल आना और उल्टी (Nausea & Vomiting) होती है। आमाशय की झिल्ली में सूजन एवं घाव (Peptic Ulcer) भी हो सकता है।

आंत की नसों पर प्रभाव के कारण इसकी गतिशीलता प्रभावित होती है और दस्त या कब्जियत हो सकते हैं।

(च) **हृदय (Heart)**–दीर्घावधि गुर्दा रोग के लगभग 80 प्रतिशत रोगियों को उच्च रक्तचाप हो जाता है, जिसके चलते कमजोरी, साँस फूलना एवं पैरों में सूजन हो सकती है। हृदय की बाहरी झिल्ली में भी सूजन (Pericarditis) और द्रव्य जमाव (Pericardial Effusion) हो सकता है।

गुर्दा रोग के शरीर के विभिन्न अंगों पर हुए इन प्रभावों के कारण रोगी का जीवन कष्टमय हो सकता है परन्तु आधुनिक चिकित्सा के विभिन्न उपायों के द्वारा इन सभी प्रभाव को रोका और ठीक किया जा सकता है।

गुर्दा ह्रास का प्रारम्भिक अवस्था में निदान (Early Diagnosis)

चिरकालिक गुर्दा रोग का पता लगाते-लगाते प्रायः बीमारी बढ़ चुकी होती है और गुर्दों की कार्यक्षमता आधी से कम हो चुकी रहती है। शोधकार्यों से पता चला है कि रक्त में विद्यमान कुछ रसायनों की बढ़ी मात्रा चिरकालिक गुर्दा रोग की जानकारी प्रारम्भिक अवस्था में दे सकती है। इन रसायनों को 'बॉयोमार्कर' ((Biomarker–जैवचिह्न रसायन) कहा जाता है, जिनमें प्रमुख हैं :

1. होमोसिस्टीन (Homocystine)–यह रक्त धमनियों के भीतर वसा के जमाव (Atherosclerosis) का द्योतक है।
2. एल्डोस्टोरोन (Aldosterone)–यह हार्मोन गुर्दों के द्वारा जल-लवण के नियंत्रण में सहयोग करता है।
3. बी.एन.पी. (B-Type Natriuretric Peptide)–यह रक्तचाप नियंत्रण में मदद करता है।

शोधों के आधार से पता चल रहा है कि रक्त जाँच में इन जैव चिह्नों (Biomarker) की उपस्थिति से चिरकालिक गुर्दा रोग के लक्षण आने से लगभग दस वर्ष पूर्व उसकी सम्भावना की जानकारी मिल सकती है। सांख्यिकी अध्ययनों के आधार पर कहा जा रहा है कि जीवन के उतरार्द्ध में लगभग सोलह प्रतिशत भारतीय चिरकालिक गुर्दा रोग के शिकार हो रहे हैं।

चिरकालिक गुर्दा ह्रास का इलाज

चिरकालिक गुर्दा रोग के प्रारम्भिक स्थिति में दवा एवं परहेज से उपचार किया जाता है। इन उपायों से गुर्दों में जो भी बची-खुची कार्यक्षमता है, उसका पूर्ण उपयोग किया जाता है। शारीरिक एवं मानसिक आराम, रक्तचाप-रक्तशुगर पर नियंत्रण, संक्रमण, पसीना, कै, दस्त से बचाव आदि उपाय गुर्दों की कार्यक्षमता सीमित हो जाने पर रोगी को सन्तोषजनक अवस्था में रख सकते हैं। इन उपायों का उद्देश्य डायलिसिस एवं गुर्दा प्रत्यारोपण की अपरिहार्यता को यथासम्भव टालना होता है।

चिरकालिक गुर्दा रोग के इलाज में दवाओं एवं परहेज की भूमिका तो होती है, पर प्रायः डायलिसिस (पृ.-93) एवं गुर्दा प्रत्यारोपण (पृ.-96) का सहारा लेना पड़ता है।

चिरकालिक गुर्दा रोग में जब गुर्दे की कार्यक्षमता धीरे-धीरे घट रही हो, कभी-कभी रक्त आपूर्ति में कमी होने से या मूत्र प्रवाह में रुकावट पैदा होने पर, इसकी कार्यक्षमता अचानक तेजी से घट जाती है। कार्य ह्रास के लिए जिम्मेदार कारक (फैक्टर) को सही कर देने पर गुर्दा अपने पूर्व स्तर पर काम करने लगता है। इन कारकों को गुर्दा ह्रास के लिए प्रतिवर्ती वृद्धिकारक (रिवर्सिबल एग्रावेटिंग फैक्टर) कहते हैं (टेबुल सं.-9)

किसी भी गुर्दा रोगी, जिसके रक्त में यूरिया एवं क्रिएटिनीन का स्तर बढ़ा हुआ हो, में इन कारकों की खोज एवं इलाज आवश्यक होती है जिससे जहाँ तक सम्भव हो, उनके गुर्दों को बेहतर काम करने योग्य बनाया जा सके। इन रोगियों के रक्तचाप एवं रक्त शुगर पर नियंत्रण से भी लाभ पहुँचता है।

गुर्दों की कार्यक्षमता में उल्लेखनीय कमी आ जाने पर डायलिसिस की आवश्यकता पड़ने लगती है। अगर गुर्दों के काम में कमी, प्रतिवर्ती कारकों (रिवर्सिबल फैक्टर) के कारण हो तो उस अवधि में कुछ डायलिसिस की जरूरत पड़ सकती है।

जब चिरकालिक रोग अपनी चरम स्थिति में पहुँच जाता है एवं गुर्दों की कार्यक्षमता बहुत कम हो जाती है, तो गुर्दा प्रत्यारोपण की तैयारी करनी होती है।

बॉक्स सं. 9

चिरकालिक गुर्दा ह्रास में 'प्रतिवर्ती वृद्धिकारक' तत्त्व (Reversible Aggravating Factor)

- रक्तचाप में अतिवृद्धि
- रक्त शुगर में बढ़त
- संक्रमण एवं बुखार
  - मूत्र तंत्र का संक्रमण
  - शरीर के अन्य भागों का संक्रमण
- गुर्दों की हानि पहुँचानेवाली दवाओं का सेवन
- मूत्र प्रवाह में रुकावट
  - पथरी
  - पूरःस्थ (प्रोस्टेट) ग्रंथि में वृद्धि
- गुर्दा में रक्त आपूर्ति की कमी
  - शरीर में द्रव्य एवं लवण की कमी (कै, वमन, पसीना के कारण)
  - रक्तस्राव
  - हृदय की कमजोरी (Weakness & Failure of Heart)
  - संक्रमण के कारण रक्तचाप में गिरावट (शॉक)।
- हीमोग्लोबिन के स्तर में गिरावट।

गुर्दा रोग की चरम स्थिति (End Stage Kidney Disease)

गुर्दों की कार्य क्षमता घटते-घटते जब इतनी कम हो जाए कि दवाओं, आराम एवं परहेज से भी तबीयत न सुधरे एवं रक्त में यूरिया तथा क्रिएटिनीन का स्तर सामान्य रखने के लिए डायलिसिस की जरूरत पड़ने लगे तो उस अवस्था को 'गुर्दा रोग की चरम स्थिति' कहते हैं।

गुर्दा रोग की इस चरम स्थिति के आने के पूर्व महीनों तक रोगी में अनेक लक्षण–चेहरे पर सूजन, कमजोरी, भूख की कमी आदि एवं जाँच में सबूत (बढ़ा रक्तचाप, बढ़ा रक्त यूरिया, मूत्र में संकेत, हीमोग्लोबिन की कमी) पाये जाते हैं।

गुर्दा रोग से जब गुर्दे निष्फल होने लगते हैं तब रोगी को साँस में तकलीफ, हृदय गति में अनियमितता, बेहोशी आदि हो सकती है।

बॉक्स सं. 10

गुर्दा रोगी के द्वारा गुर्दों की कार्यक्षमता बचाए रखने के उपाय

भोजन :

क्या खाएँ

कम घी का पौष्टिक भोजन यथा रोटी, दाल, सब्जी, सलाद

कम खाएँ

- अंडा, चिकेन, मछली, पनीर (कारण–प्रोटीन की अधिकता)
- ब्रेड, बिस्किट, पापड़, चिप्स, पॉपकार्न (कारण–नमक की अधिकता)

नहीं खाएँ/पिएँ

डिब्बाबन्द भोजन, रेडिमेड सूप, सूखे मेवा, बोतल बन्द शीतल पेय (कारण–सोडियम/पोटैशियम की अधिकता)

* * *

दवाएँ नहीं लें

- दर्दनाशक दवाएँ जैसे डाइक्लोफेनाक, एस्पीरिन, निमुसेलाइड
- सी.टी. स्कैन एवं एंजियोग्राफी में प्रयुक्त आयोडीन युक्त कंट्रास्ट दवाएँ

क्या करें

साधारण व्यायाम, योगासन, ध्यान, प्राणायाम, प्रसन्नचित्त रहें।

बचें

- निर्ज्जलीकरण (Dehydration) से
- ज्यादा गर्मी और ज्यादा ठंड (Extreme Heat - Cold) से

ध्यान दें

रक्तचाप, रक्त शर्करा के स्तर पर (नियमित रूप से जाँच करा के)

पूर्णतया वर्जित

शराब, तम्बाकू (जर्दा, बीड़ी, सिगरेट, गुटखा)।

बॉक्स सं. 11

चिरकालिक गुर्दा रोग (Chronic Kidney Disease) के मरीज़ों की भोजन तालिका का नमूना

नाश्ता :

तीन रोटी + छोटी कटोरी में सब्जी
चाय–एक कप

दिन का भोजन :

दो रोटी + दो कटोरी बना चावल
छोटी कटोरी में सब्जी
छोटी कटोरी मे मूंग/अरहर/मसूर की पतली दाल
दही–50 ग्राम

शाम :

चाय–एक कप + क्रीमरहित चार बिस्कुट

रात्रि भोजन :

चार रोटी
छोटी कटोरी में सब्जी
छाली निकाला हुआ 300 ग्राम दूध या 300 ग्राम दूध का छेना

प्रतिदिन पानी मात्रा :

चिकित्सक के सलाह के अनुसार

फल :

सेव, नाशपाती, अमरूद या पका हुआ पपीता-150 ग्राम प्रतिदिन।

मना है :

फल का रस, बीन्स, साग, कच्ची सब्जी, जमीन से निकाला हुआ कोई सब्जी या फल, मांसाहारी भोजन।

अध्याय-11

गुर्दा रोगों का इलाज
(Treatment of Kidneys)

गुर्दा रोगों का इलाज, रोग प्रक्रिया के सटीक निदान, उसके कारण की पहचान तथा गम्भीरता की स्थिति पर निर्भर करता है। रोग की विशिष्ट पहचान के साथ-साथ उसकी तीव्रता या मात्रा का भी निर्णय चिकित्सक को करना पड़ता है। दूसरे शब्दों में, रोग की 'क्वालिटी' के साथ-साथ 'क्वांटिटी' का भी अनुमान लगाना होता है। गुर्दा रोगियों एवं उनकी सेवा करने वालों को भी इस बात की जानकारी होनी चाहिए।

सूजन का इलाज

जैसा की बताया जा चुका है, शरीर में सूजन गुर्दा के अनेक रोगों का एक प्रमुख लक्षण है और इसे घटाने के लिए चिकित्सक मूत्र बढ़ाने की दवा-डायुरेटिक (Diuretic) देते हैं। साथ में प्रायः नमक की मात्रा (3 ग्राम प्रतिदिन) तथा जल का सेवन (एक लीटर प्रतिदिन) से कम करने की सलाह दी जाती है। इन सुझावों को गम्भीरतापूर्वक अपनाना चाहिए।

कभी-कभी चिकित्सक पिछले चौबीस घंटों में हुए पूरे मूत्र की मात्रा जानना चाहते हैं जिसके आधार पर उस व्यक्ति को अगले चौबीस घंटों में दिए जानेवाले पानी की मात्रा की गणना की जाती है। दिए जानेवाले जल की मात्रा, मूत्र की मात्रा से कुछ कम रखकर शरीर से सूजन घटाने का प्रयास किया जाता है।

प्रतिदिन एक निश्चित समय पर एकसमान कपड़ों तथा एक निश्चित वजन मशीन पर वजन तौलकर शरीर में सूजन के घटने या बढ़ने का अनुमान लगाया जाता है। विभिन्न लक्षणों एवं रोगों का इलाज दवाओं, आहार, परहेज एवं जल की मात्रा के नियंत्रण से किया जाता है।

डायलिसिस (Dialysis)

गुर्दों के सही ढंग से काम नहीं कर पाने की स्थिति में जब उपकरण आधारित विधियों से रक्त की सफाई की जाती है तो उसे डायलिसिस कहते हैं।

डायलिसिस के द्वारा खून के व्यर्थ विषैले रसायनों (यूरिया, क्रिएटिनीन) आदि को दूर किया जाता है। यह शरीर में जल, अम्ल एवं क्षार की मात्रा को सन्तुलित करता है।

गुर्दा रोग के मरीज जिनका रक्त में क्रिएटिनिन का स्तर 7 मि.ग्रा. प्रति 100 मि.ली. से ऊपर बढ़ने लगता है, उन्हें कमजोरी, थकान, उबकाई एवं साँस तकलीफ होने लगती है। ऐसे रोगी को प्रायः डायलिसिस की जरूरत पड़ती है।

डायलिसिस की दो प्रमुख विधियाँ हैं :

(1) हीमोडायलिसिस (Haemo-dialysis)

(2) पेरिटोनियल डायलिसिस (Peritoneal Dialysis)

1. हीमोडायलिसिस (Haemodialysis)

आज के आधुनिक युग में वैज्ञानिकों ने ऐसी मशीन का आविष्कार किया है जिसके द्वारा शरीर से खून बाहर निकालकर इसे कृत्रिम गुर्दे द्वारा साफ करके शरीर में वापस भेजा जाता है और गुर्दा रोगी को सामान्य जीवन प्रदान किया जाता है। इस प्रक्रिया को हीमोडायलिसिस कहते हैं। हीमोडायलिसिस में शरीर की एक शिरा (Vein) से रक्त निकालकर कृत्रिम गुर्दा मशीन (आर्टीफीशियल किडनी) में भेजी जाती है, जहाँ रक्त महीन झिल्लियों के बीच से प्रवाहित होता है जिसके दूसरी तरफ तरल द्रव्य (डायलाइसेट) रहता है। झिल्ली के सूक्ष्म छिद्रों के द्वारा यूरिया एवं क्रिएटिनीन

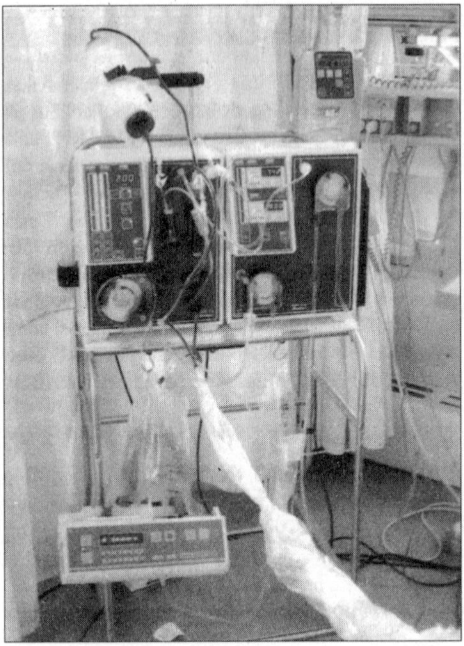

चित्र सं. 20–डायलिसिस मशीन

के अणु रक्त से बाहर चले जाते हैं। एक जटिल मशीनी प्रक्रिया के द्वारा रक्त के अन्य उपयोगी अवयवों को रोक लिया जाता है। सामान्यतया एक बार में डायलिसिस लगभग चार घंटे की जाती है, तथा हफ्ते में तीन बार इसकी जरूरत पड़ती है।

त्वरित गुर्दा ह्रास के मरीजों को कुछ दिनों तक हीमोडायलिसिस करना पड़ सकता है, जब तक उनकी किडनी पुनः काम न शुरू कर दे।

चिरकालिक गुर्दा ह्रास में जब किडनी की कार्यक्षमता शून्य के स्तर पर पहुँचने लगती है, तब हफ्ते में दो-तीन हीमोडायलिसिस करके रोगी के शरीर को ठीक रखा जाता है। प्रायः ऐसे रोगियों को नये गुर्दे (प्रत्यारोपण) की जरूरत पड़ती है।

2. पेरीटोनियल डायलिसिस (Peritoneal Dialysis)

बच्चों में गुर्दा रोग होने पर पेट में एक छिद्र बनाकर एक प्लास्टिक की नली पेट में डाली जाती है और इसके द्वारा एक विशेष प्रकार का पानी पेट में प्रवेश कराकर खून की सफाई की जाती है। इस प्रक्रिया को पेरिटोनियल डायलिसिस के नाम से जाना जाता है। इसमें पेट की अन्दरूनी झिल्ली पेरीटोनियम का इस्तेमाल अर्धपारगम्य झिल्ली (सेमीपरमिएबल मेम्ब्रेन) की तरह किया जाता है।

एक विशेष नली के द्वारा पेट में तरल द्रव्य डाला जाता है और उसे लगभग छह घंटे बाद निकाल लिया जाता है। इस प्रक्रिया को बार-बार दुहराया जाता है। पेरिटोनियल कैविटी में डाले गए द्रव्य की रासायनिक रचना ऐसी होती है कि वह पेरिटोनियम की सतह पर पड़े सूक्ष्म रक्त नलिकाओं (कैपिलरी) में बहते रक्त को शुद्ध कर देता है।

बच्चों में रक्त के शुद्धिकरण के लिए प्रायः इसी विधि का सहारा लिया जाता है।

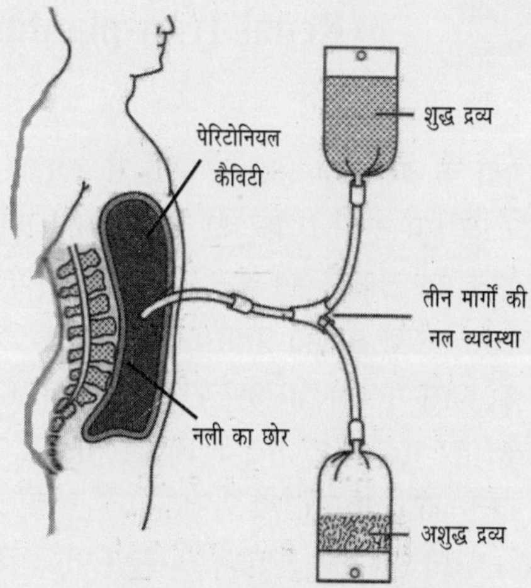

चित्र सं. 21–पेरिटोनियल डायलिसिस

हृदय से कमजोर, बुजुर्ग गुर्दा ह्रास के रोगी, जिनमें हीमोडायलिसिस सम्भव नहीं है, उन्हें लम्बे अरसे तक पेरिटोनियल डायलिसिस पर रखा जा सकता है। इसके लिए उनके पेट में स्थायी रूप से कैथेटर डाल दिया जाता है एवं द्रव्य डालने तथा निकालने का काम मशीन द्वारा किया जाता है। इस अवधि में रोगी अपना कार्य, पठन-पाठन सामान्य रूप से कर सकता है। इस प्रक्रिया को कन्टीन्युअस एम्बुलेटरी पेरिटोनियल डायलिसिस (CAPD, Continuous Ambulatory Peritoneal Dialysis) कहा जाता है।

अध्याय-12

गुर्दा प्रत्यारोपण
(Renal Transplantation)

बीमारी के कारण गुर्दा के बड़े अंश (85 प्रतिशत से ज्यादा) के स्थायी रूप से क्षतिग्रस्त हो जाने पर एवं उनमें सुधार की कोई उम्मीद नहीं होने पर नया गुर्दा लगाने की जरूरत पड़ सकती है। कुछ दिनों तक डायलिसिस करने के बाद गुर्दा रोग से ग्रसित मरीज में गुर्दा प्रत्यारोपण यानी एक दान लिया गया गुर्दा लगाया जाता है, जिसे गुर्दा प्रत्यारोपण कहते हैं। प्रत्यारोपण की प्रक्रिया में किसी दूसरे व्यक्ति का गुर्दा लेकर पेट के निचले भाग में रख दिया जाता है एवं नए गुर्दे की रक्तनली तथा मूत्रनली प्राप्तकर्ता के रक्तनली एवं मूत्राशय से जोड़ दी जाती है। पुराने गुर्दे को, अगर वे संक्रमण या उच्च रक्तचाप करा के हानि नहीं करा रहे हों तो उन्हें प्रायः शरीर में ही छोड़ दिया जाता है। हालांकि यह प्रक्रिया बहुत ही खर्चीली होती है, लेकिन जो रोगी इस खर्च का वहन कर सकते हैं, वे गुर्दा प्रत्यारोपण के बाद बहुत हद तक सामान्य जीवन व्यतीत करते हैं। हमेशा यह प्रयास करना चाहिए कि स्थायी रूप से खराब हो गये गुर्दा के मरीज अपने रक्त-सम्बन्धी व्यक्ति से ही गुर्दा प्राप्त करें। ऐसा करने से प्रत्यारोपित गुर्दा अधिक दिनों तक काम करता है और गुर्दा प्रत्यारोपण के बाद दवा में भी कम खर्च आता है। जहाँ रक्त सम्बन्धित व्यक्ति उपलब्ध न हो, उस परिस्थिति में रोगी के समान ब्लड ग्रुप के व्यक्ति से भी गुर्दा प्राप्त किया जा सकता है, बशर्ते वह स्वेच्छा से अपना गुर्दा दान करे। किसी अन्य स्वस्थ व्यक्ति के गुर्दे को निकालकर बीमार व्यक्ति में लगाने की प्रक्रिया को गुर्दा-प्रत्यारोपण (Renal Transplant) कहते हैं।

गुर्दा प्रत्यारोपण अपने आप में एक कठिन प्रक्रिया है जिसमें दानकर्ता एवं प्राप्तकर्ता, दोनों की शल्य चिकित्सा की जाती है। अतः इसे अन्तिम विकल्प के रूप में ही उपयोग में लाया जाता है।

दान किया जा रहा गुर्दा किसी जीवित व्यक्ति अथवा तुरन्त मृत व्यक्ति का हो सकता है। प्रत्यारोपण के पूर्व दानकर्ता एवं प्राप्तकर्ता के गुर्दों के उत्तकों का मिलान (मैच) आवश्यक होता है।

(क) जीवित व्यक्ति का गुर्दा (Live Donor Transplant)

जीवित व्यक्ति के गुर्दा-दान के लिए प्राप्तकर्ता के माता-पिता एवं भाई-बहन, जो उसके सबसे नजदीकी रिश्तेदार हैं (First Degree Relative) आदर्श माने जाते हैं। जुड़वाँ सन्तानों में एक के गुर्दे का दूसरे में प्रत्यारोपण सर्वाधिक सफल होता है, क्योंकि इनके उत्तकों एवं कोशिकाओं का मूल स्रोत समान होता है एवं प्राप्तकर्ता का शरीर उसे अपना उत्तक मान कर आसानी से स्वीकार कर लेता है।

अगर उपरोक्त सम्बन्धियों का गुर्दा दान हेतु नहीं मिल रहा हो तब कुछ दूर के रिश्तेदार, यथा पिता के सगे-चाचा और बुआ; एवं माँ की सगी मौसी तथा मामा का गुर्दा लिया जा सकता है। इन सम्बन्धियों के गुर्दों के भी प्राप्तकर्ता के उत्तकों से 'मैच' (H.L.A. Compatibility) करने की सम्भावना बहुत अच्छी रहती है। गुर्दा दानकर्ता को उच्च रक्तचाप एवं मधुमेह रोग से ग्रस्त नहीं होना चाहिए।

रक्त-सम्बन्धियों के गुर्दा प्रत्यारोपण में सफलता की सम्भावना सबसे ज्यादा रहती है। दानकर्ता एवं प्राप्तकर्ता के रक्त में सामंजस्य (compatibility) होनी चाहिए। दोनों के रक्तग्रुप समान होना श्रेष्ठतम है। रक्त ग्रुप 'ओ' के व्यक्ति किसी को भी गुर्दा दे सकते हैं। रक्त ग्रुप 'एबी' के धारक किसी भी ग्रुप का गुर्दा ग्रहण कर सकते हैं।

(ख) मृत व्यक्तियों के गुर्दा (Cadaver Renal Transplant)

प्रत्यारोपण के लिए मृत व्यक्तियों के गुर्दे दो प्रकार से मिल पाते हैं–

(1) जब किसी स्वस्थ व्यक्ति की दुर्घटना के बाद अस्पताल आने पर मृत्यु होती है और गुर्दा को कोई नुकसान नहीं पहुँचा रहता है। उस

व्यक्ति ने अगर पहले से गुर्दा दान की प्रतिज्ञा ले रखी हो तो उसका गुर्दा निकालकर किसी जरूरतमन्द को दी जा सकती है। कुछ देशों के कानून के अनुसार, दुर्घटना के कारण मृत हुए व्यक्ति का गुर्दा निकालने के लिए किसी रिश्तेदार के अनुमति की जरूरत नही होती है।

(2) जब किसी व्यक्ति की दिमागी मृत्यु (Brain Death) (टिप्पणी पृष्ठ-122) हो जाती है, और उसके गुर्दे सही ढंग से कार्य करते रहते हैं तो इनका उपयोग प्रत्यारोपण हेतु किया जा सकता है। एक मृत व्यक्ति के दोनों गुर्दे दो अलग-अलग व्यक्तियों को दिया जा सकते हैं। अन्तिम अवस्था के गुर्दा रोग (एंड-स्टेज रीनल डिसीज) के मरीज के जीवनरक्षा के लिए गुर्दा प्रत्यारोपण किया जाता है। गुर्दा के सफल प्रत्यारोपण के लिए जीवित सम्बन्धी का गुर्दा सर्वश्रेष्ठ होता है।

गुर्दा प्रत्यारोपण की प्रक्रिया

गुर्दा प्रत्यारोपण के पूर्व इस कार्य के लिए दानकर्ता की सहमति ली जाती है। डॉक्टरों, सरकारी पर्यवेक्षक एवं कानून विशेषज्ञों की टीम सुनिश्चित एवं प्रमाणित करती है कि दानकर्ता किसी दबाव या आर्थिक लाभ के लालच में ऐसा नहीं कर रहा है। भारत में गुर्दा बेचना एवं खरीदना गैरकानूनी है।

कानूनी कार्रवाई के साथ दानकर्ता एवं प्राप्तकर्ता के रक्तग्रुप एवं श्वेत रक्तकणों का मिलान कराया जाता है। श्वेत रक्तकणों में विद्यमान एंटीजेन (हयूमन ल्युकोसाइट एंटीजेन) की साम्यता पर्याप्त होने पर प्रत्यारोपण अधिक सफल होता है।

प्रत्यारोपण का ऑपरेशन, उस बीच गुर्दों की देखभाल गुर्दा रोग विशेषज्ञ (नेफ्रोलॉजिस्ट) एवं मूत्र रोग विशेषज्ञ (युरोलॉजिस्ट) मिल-जुलकर करते हैं।

सर्वप्रथम दानकर्ता का एक गुर्दा निकालकर उसे एक विशेष द्रव्य से शुद्ध किया जाता है। तत्पश्चात् उस गुर्दा को प्राप्तकर्ता के पेट में नीचे दाहिनी तरफ रख दिया जाता है और दान किए गए गुर्दे की रक्तनलिकाओं को प्राप्तकर्ता के रक्तनलिकाओं से जोड़ दिया जाता है। प्रत्यारोपित गुर्दे की मूत्रवाहिनी, प्राप्तकर्ता के मूत्राशय से जोड़ दी जाती है।

सामान्यतया प्राप्तकर्ता के मूल रोगग्रस्त गुर्दों को शरीर में यथावत् छोड़ दिया जाता है।

गुर्दा प्रत्यारोपण की कठिनाइयाँ

(क) **बड़ा ऑपरेशन**–गुर्दा प्रत्यारोपण में प्राप्तकर्ता के साथ-साथ गुर्दा दानकर्ता को भी एक बड़े ऑपरेशन की तकलीफ उठानी पड़ती है। रोगी के साथ तीव्र भावनात्मक लगाव होने पर ही गुर्दा के दानकर्ता मानसिक रूप से तैयार हो पाते हैं। वैसे, लेप्रोस्कोपिक सर्जरी उपलब्ध होने के बाद दानकर्ता एवं प्राप्तकर्ता, दोनों को ऑपरेशन की तकलीफ अब कम हो रही है।

(ख) **अस्वीकरण (Rejection)**–सारी एहतियात एवं दवाओं के बावजूद कभी-कभी प्रत्यारोपित गुर्दा शरीर के द्वारा स्वीकार नहीं किया जाता है एवं प्रत्यापित गुर्दा सही ढंग से काम नहीं कर पाता है। अस्वीकरण की इस इम्यून-प्रतिक्रिया को रोकने के लिए गुर्दा प्राप्तकर्ता को प्रेड्नीसोलोन एवं साइक्लोस्पोरिन जैसी दवाएँ आजीवन खानी पड़ती है।

(ग) **महँगी दवाएँ**–गुर्दा प्रत्यारोपण की शल्य चिकित्सा महँगी तो है ही, साथ में गुर्दा प्राप्तकर्ता को, इसके 'रिजेक्शन' को रोकने के लिए आजीवन महँगी दवाएँ खानी पड़ती हैं। समय-समय पर उन्हें रक्त की जाँच एवं अल्ट्रासाउंड जाँच आदि भी करानी पड़ती है, जो सुनिश्चित करती है कि प्रत्यारोपित गुर्दा का साइज, संरचना और रक्त प्रवाह सही है। इन सारी जाँच एवं 'रिजेक्शन' रोकने के इलाज में काफी पैसा खर्च होता है।

(घ) **संक्रमण से बचाव**–गुर्दा प्राप्ति के बाद रोगी को 'रिजेक्शन' रोकने की दवा लेनी पड़ती है, जो उसकी रोगों से लड़ने की क्षमता (इम्युनिटी) घटाती है। इस कारण प्राप्तकर्ता को श्वास तंत्र एवं अन्य अंगों में संक्रमण का खतरा बढ़ जाता है।

संक्रमण से बचने के लिए प्राप्तकर्ता को मुँह पर मास्क लगाने, शरीर को साफ रखने, शुद्ध भोजन, स्वच्छ जल का प्रयोग, भीड़-भाड़ एवं संक्रमित

व्यक्तियों से दूर रहने की सलाह दी जाती है। संक्रमण का कोई भी लक्षण यथा बुखार, खाँसी, सर्दी, दस्त, फोड़ा-फुंसी होने पर तत्काल चिकित्सक से सम्पर्क करना चाहिए।

प्राप्तकर्ता के रक्त का नमूना सदैव डिस्पोजेबल सीरिंज से ही लेना चाहिए, अन्यथा हेपेटाइटिस 'बी' एवं एड्स जैसी गम्भीर बीमारियों की सम्भावना बढ़ जाएगी।

वर्तमान समय (वर्ष 2011) में प्रतिवर्ष लगभग 1.5 लाख व्यक्तियों का गुर्दा प्रत्यारोपण की आवश्यकता पड़ती है, परन्तु प्रत्यारोपण हेतु मात्र पाँच हजार गुर्दे उपलब्ध हो पाते हैं। अंग-प्रत्यारोपण कानून में बदलाव लाकर 'ब्रेन-डेथ' की अवधारणा को मान्यता मिलने पर गुर्दों की उपलब्धता तेजी से बढ़ सकती है।

अध्याय-13

गुर्दा एवं गर्भावस्था
(Pregnancy & Kidney)

गर्भावस्था में गर्भाशय के बढ़ने तथा शिशु के विकास के कारण हृदय को लगभग 30-40 प्रतिशत ज्यादा काम करना पड़ता है, तदनुसार गुर्दों को भी 30-40 प्रतिशत ज्यादा मेहनत करनी पड़ती है। इस दौरान स्त्री का वजन 8-12 किलोग्राम बढ़ता है।

गर्भावस्था के दौरान गुर्दो में परिवर्तन

(क) गर्भावस्था में गुर्दों का आकार एवं वजन बढ़ता है तथा इसकी लम्बाई एक सेंटीमीटर तक बढ़ सकती है।

(ख) मूत्रवाहिनी (यूरेटर) के निचले अंश पर गर्भाशय का दबाव पड़ने के कारण इसका ऊपरी अंश तथा गुर्दों के मूत्रग्राही भाग (कलेक्टिंग सिस्टम) में फैलाव आ सकता है।

(ग) मूत्र में शुगर एवं एल्ब्युमिन का अत्यधिक क्षय हो सकता है। (ग्लाइकोसुरिया एवं एल्ब्युमिनुरिया)।

(घ) स्त्री के रक्तचाप (ब्लडप्रेशर) में वृद्धि हो सकती है।

गर्भावस्था के दौरान उत्सर्जन तंत्र से सम्बन्धित रोग एवं स्थितियाँ–

(क) मूत्र तंत्र में संक्रमण (यू.टी.आई., यूरिनरी ट्रैक्ट इन्फेक्सन)

गर्भावस्था के क्रम में शरीर में होनेवाली संरचनात्मक, कार्यिकी एवं हारमोंस के परिवर्तन के कारण मूत्र तंत्र में संक्रमण ज्यादा होता है।

मूत्राशय एवं गुर्दों में जीवाणु संक्रमण के कारण पेशाब में जलन, बार-बार पेशाब जाना, बदबूदार पेशाब तथा पेशाब में रक्त आने की शिकायत हो सकती है। उपरोक्त लक्षणों के साथ पेट में एवं पेड़ू में दर्द, बुखार एवं मितली हो सकती है, जो संक्रमण के गम्भीर होने एवं पाइलोनेफ्राइटिस (पृ. 37) के द्योत्तक हैं।

इस तकलीफ के लिए मूत्र की साधारण एवं कल्चर जाँच के आलोक में ऐसी जीवाणुरोधक दवा दी जाती है जो गर्भावस्था के लिए सुरक्षित है।

(ख) गर्भावस्था में रक्तचाप में वृद्धि (Pregnancy Induced Hypertension)

लगभग 5-10 प्रतिशत गर्भवती महिलाएँ उच्च रक्तचाप का शिकार होती हैं। रक्तचाप का बढ़ना पहले से ही उच्च रक्तचाप से प्रभावित महिला में हो सकता है या पहली बार गर्भावस्था के दौरान दिख सकता है। इन दोनों स्थितियों (क्रोनिक हाइपरटेंशन एवं जेस्टेसनल हाइपरटेंशन) में विभेद करना, चिकित्सक के लिए इलाज की दिशा एवं प्रकार के निर्धारण में मददगार सिद्ध होता है।

गर्भावस्था के दौरान रक्तचाप ज्यादा बढ़ जाने पर शरीर में सूजन एवं मूत्र में एल्ब्यूमिन का अत्यधिक स्राव हो सकता है जिस स्थिति को प्री-इक्लैंप्सिया कहते हैं। रक्तचाप का सही समय पर नियंत्रण नहीं करने पर मरीज को मिर्गी समान दौरा आ सकता है (इक्लैंप्सिया)। साथ ही, गर्भस्थ शिशु के विकास पर बुरा प्रभाव पड़ सकता है तथा उसकी जान खतरे में जा सकती है।

गर्भावस्था के दौरान उच्च रक्तचाप की इन स्थितियों में गुर्दे भी सही ढंग से काम नहीं करते हैं। गर्भावस्था में बढ़े रक्तचाप एवं मूत्र में एल्ब्यूमिन के अत्यधिक स्राव को खतरे की घंटी एवं आपात्स्थिति मान कर विशेषज्ञों की देख-रेख में इलाज कराने पर ही माँ एवं गर्भस्थ शिशु की जीवन रक्षा की जा सकती है।

(ग) गर्भ का मूत्र तंत्र पर प्रभाव

गर्भ के कारण गर्भाशय के आकार में वृद्धि होने के कारण मूत्र-वाहिनी (यूरेटर) पर बाहर से दबाव पड़ता है एवं इसके द्वारा मूत्र-प्रवाह में रुकावट

पैदा होती है, जिस कारण ऊपरी कलैक्टिंग सिस्टम फैल जाता है। यूरेटर में कुछ फैलाव हॉरमोन के असर से भी होता है।

इस रुकावट के कारण जमा हुए मूत्र में संक्रमण हो सकता है।

(घ) गर्भावस्था की मधुमेह (Gestational Diabetes)

लगभग पाँच से दस प्रतिशत गर्भधारण करने वाली स्त्रियों को गर्भ के पाँचवें माह के आस-पास, रक्त में शुगर का स्तर बढ़ने की शिकायत होती है। मधुमेह (डायबिटीज) की यह स्थिति, चूँकि गर्भ (जेस्टेशन) के दौरान पहली बार दिखती है, अतः इसे 'जेस्टेशनल डायबिटीज' कहते हैं।

गर्भावस्था में प्लेसेंटा (Placenta) के द्वारा ऐसे हार्मोन बनाए जाते हैं, जो इन्सुलिन की कार्य क्षमता घटाते हैं एवं इन्सुलिन प्रतिरोध (Insulin Resistance) की स्थिति पैदा करते हैं।

जो स्त्रियाँ गर्भ पूर्व से मधुमेह की रोगी होती हैं, इन्सुलिन प्रतिरोध के कारण उनके रक्तशुगर में भी बढ़ोत्तरी होती है तथा शुगर कंट्रोल के लिए दवाओं एवं इन्सुलिन की खुराक बढ़ानी पड़ सकती है। गर्भावस्था की मधुमेह से बचने के लिए गर्भावस्था के प्रारम्भ से ही टहलना, जॉगिंग, योग, हल्के (एरोबिक्स) व्यायाम करना चाहिए। ऐसे व्यायाम एवं योग न करें जिससे पेट पर दबाव पड़ता हो।

भोजन में दानेदार अनाज (दलिया, चावल), ताजे फल और सब्जियों का सेवन ज्यादा करें। रिफाइंड भोज्य पदार्थ (मैदा, चीनी, चॉकलेट, टॉफी आदि) कम प्रयोग करें।

(ङ) गुर्दा रोग से ग्रसित स्त्री में गर्भधारण

गुर्दा रोग से प्रभावित स्त्रियों में गर्भधारण की सम्भावना घट जाती है। साथ ही, गर्भ धारित होने पर गर्भपात, शिशु के कमजोर होने तथा समय पूर्व प्रसव की सम्भावना बढ़ जाती है। गुर्दा रोग के साथ गर्भ का होना, मां एवं शिशु दोनों के लिए जोखिम भरी स्थिति है।

गुर्दा रोग के साथ गर्भ ठहरने पर रक्तचाप बढ़ने तथा मूत्र में एल्ब्यूमिन स्राव की शिकायत ज्यादा होती है।

(च) गुर्दा प्रत्यारोपण एवं गर्भधारण

प्रत्यारोपण के बाद जब नया गुर्दा सही ढंग से काम करता है तथा शरीर से व्यर्थ रसायन बाहर चले जाते हैं, तब स्त्री के जननांग भी बेहतर कार्य करने लगते हैं। सफल गुर्दा प्रत्यारोपण के बाद कामेच्छा (लिबिडो) एवं गर्भधारण की सम्भावना बढ़ जाती है।

देखा गया है, गुर्दा प्रत्यारोपण के बाद स्त्री गर्भधारण नहीं करना चाहती है एवं चिकित्सक भी इसे प्रोत्साहित नहीं करते हैं, क्योंकि गर्भधारण हृदय एवं गुर्दों—दोनों से 30-40% ज्यादा कार्य की अपेक्षा करता है। गर्भधारण की सलाह प्रायः तब की दी जाती है, जब प्रत्यारोपित गुर्दा कम-से-कम एक साल तक ठीक काम कर चुका हो तथा रिजेक्शन रोकने की दवा की मात्रा कम हो चुकी हो।

इस स्थिति में गर्भ निरोध के लिए कंडोम का प्रयोग सबसे सुरक्षित है। गर्भ निरोधक गोली के सेवन करने से हार्मोन के प्रभाव से रक्तचाप बढ़ने की सम्भावना होती हैं दूसरी तरफ गर्भाशय में कॉपर-टी जैसी इन्ट्रा-यूटेराइन कंट्रासेप्टिव डिवाइस (IUCD) लगाने से जनन एवं मूत्र तंत्र में संक्रमण का खतरा बढ़ जाता है। संक्रमण हो जाने पर प्रत्यारोपित गुर्दा की कार्यक्षमता घट सकती है और रिजेक्शन का अन्देशा बढ़ सकता है।

अध्याय-14

गुर्दा रोग में आहार एवं जीवनशैली
(Diet & Life Style in Kidney Diseases)

भोजन में कम नमक एवं शाकाहार, हल्के व्यायाम, वजन पर नियंत्रण तथा धूम्रपान-शराब निषेध करने से गुर्दा रोगों से बचने में मदद मिलती है। जीवनशैली के इन परिवर्तनों का गुर्दों के कार्य पर सकारात्मक प्रभाव, उच्च रक्तचाप एवं मधुमेह पर नियंत्रण के माध्यम से होता है।

(क) **शाकाहार–**शाकाहारियों का रक्तचाप आबादी के औसत से 10-15 मि.मी. कम रहता है। शाकाहार से शरीर में व्यर्थ रसायन भी कम बनते हैं जिससे गुर्दों के साथ-साथ लिवर पर भी काम का दबाव कम पड़ता है।

(ख) **वजन पर नियंत्रण–**घी-तेल के सेवन में कमी लाकर वजन को सामान्य स्तर पर लाने से रक्तचाप में कमी होती है। मोटे लोगों में उच्च रक्तचाप एवं मधुमेह–दो प्रमुख रोग हैं, जो गुर्दों को हानि पहुँचाते हैं।

(ग) **नमक का कम प्रयोग–**नमक एक सोडियम सॉल्ट है। इसके प्रयोग से रक्तचाप में वृद्धि होती है। अफ्रीका के जंगलों में बसनेवाले कुछ कबीलों में, जहाँ कुछ दशकों पूर्व तक नमक उपलब्ध ही नहीं था, कोई भी व्यक्ति उच्च रक्तचाप का शिकार नहीं होता था।

पूरे भोजन को मिलाकर नमक की मात्रा पाँच ग्राम प्रतिदिन से कम रखने की सलाह दी जाती है। परन्तु इसे मापना सम्भव नहीं है। अतः व्यावहारिक सलाह दी जाती है कि सब्जियों, दाल में नमक

कम डाला जाए। सलाद, मूँगफली, खीरा-ककड़ी के साथ नमक न खाया जाय। ध्यान देने योग्य बात है कि पापड़, अचार एवं पैकेट बन्द आटा आदि में नमक की मात्रा प्रचुर होती है।

कभी-कभी सोडियम का प्रयोग घटाने के लिए 'लोना' नमक का प्रयोग की सलाह दी जाती है। परन्तु लोना नमक में पोटाशियम की मात्रा ज्यादा होती है, जो गुर्दा रोगियों के लिए हानिकारक सिद्ध हो सकती है। गुर्दा रोगियों को विशेषज्ञ की सहमति के बिना 'लोना' नमक का प्रयोग नहीं करना चाहिए।

(घ) **शारीरिक गतिविधि (Physical Activity)–**शारीरिक गतिविधि चलने, घूमने, जॉगिंग, हल्के व्यायाम से वजन भी नियंत्रित रहता है तथा तनाव भी घटता है। योग एवं शिथिलीकरण तकनीक (पृ. सं.-116) रक्तचाप घटा कर गुर्दे की कार्यक्षमता में सुधार लाते हैं।

(ङ) **शराब (Alcohol)–**शराब का ज्यादा सेवन करनेवाले व्यक्तियों में रक्तचाप बढ़ जाता है। तदनुसार गुर्दा रोग की सम्भावना बढ़ जाती है। सामान्यतया शराब पूरी तरह बंद करने की सलाह दी जाती है। परन्तु पाश्चात्य देशों में किए गए अध्ययनों में पाया गया कि सीमित मात्रा, दो पेग प्रतिदिन तक शराब लेनेवालों में रक्तचाप बढ़ने का हानिकारक प्रभाव नहीं दिखता है। भारत जैसे उष्ण प्रदेश में इस सीमित मात्रा में भी शराब का सेवन स्वास्थ्य के लिए उचित नहीं है।

(च) **कैफीन (Caffeine)–**चाय, कॉफी एवं कोला पेय में पाया जाने वाला उत्तेजक पदार्थ (स्टिमुलेंट) कैफीन रक्त नलिकाओं में संकुचन (Vasoconstriction) करा के रक्तचाप बढ़ाता है। प्रतिदिन चार-पाँच कप कॉफी पीनेवालों में यह प्रभाव ज्यादा दिखता है। स्वाभाविक है, रक्तचाप नियंत्रित करने हेतु कैफीनयुक्त पदार्थों का सेवन घटाने से लाभ होगा।

(छ) **भावनाओं पर नियंत्रण–**चिन्ता, क्रोध, ईर्ष्या, दुःख आदि नकारात्मक भावनाएँ रक्तचाप बढ़ाती हैं। लड़ाई-झगड़ा, यातायात में तनाव से भी रक्तचाप बढ़ता है। मन-चित्त को शान्त रखने से रक्तचाप

घटता है। समाचार पत्रों में नकारात्मक खबरों एवं टेलीविजन कार्यक्रमों में उद्वेलित करनेवाले सीरियल प्रोग्रामों की भरमार है, जो मस्तिष्क को तनावग्रस्त कराते हैं।

यात्रा के दौरान, 'क्यू' में लगे रहने पर, शॉपिंग मॉल आदि में इन्तजार करते समय धैर्य बनाए रख कर, तनावमुक्त रहना चाहिए।

स्कूटर, कार तेज और बेलगाम चलाने के क्रम में वाहन चालक एवं सहयात्रियों सभी के रक्तचाप में तथा एड्रिनल हार्मोन के अत्यधिक प्रवाह के कारण रक्तचाप एवं रक्त शुगर में वृद्धि हो सकती है।

बॉक्स सं. 12

जीवनशैली में बदलाव का रक्तचाप पर प्रभाव

	जीवनशैली	बदलाव	रक्तचाप में संभावित कमी
1.	वजन में गिरावट	बी.एम.आई. (बॉडी-मास इन्डेक्स) 20-25 के बीच लाने का प्रयास	5-10mm सिस्टोलिक बी.पी. में गिरावट प्रति 10 कि.ग्रा. वजन में कमी
2.	भोजन का प्रकार	– शाकाहार, फल, सलाद – कम घी-तेल	8-14mm
3.	नमक की मात्रा	3-4 ग्राम प्रतिदिन से कम	2-8mm
4.	शारीरिक गतिविधि	टहलना, कसरत (Aerobic)	4-8mm सप्ताह में 5 दिन, 30 मिनट तेज चाल टहल
5.	शराब का सेवन	आदतन शराब लेनेवालों के द्वारा इसका सेवन 2 पेग प्रतिदिन से कम कर देने पर	2-4mm

अध्याय-15

प्रोस्टेट ग्लैंड (पुरःस्थ ग्रन्थि, गदूद) (Prostate Gland)

पुरुषों में मूत्राशय के निकास द्वार के पास, मूत्रनली (यूरेथ्रा) को चारों तरफ से घेरे हुए, एक अंडाकार ग्रंथि होती है जिसे प्रोस्टेट कहते हैं। प्रोस्टेट ग्लैंड से निकला द्रव्य, वीर्य के शुक्राणुओं (स्पर्म) को पोषण प्रदान करता है। प्रोस्टेट ग्रंथि केवल पुरुषों में होती है, स्त्रियों में नहीं। प्रोस्टेट ग्लैंड की प्रमुख बीमारियाँ इसके आकार में वृद्धि (Enlargment) एवं सूजन (Inflammation) हैं।

I. अघातक प्रोस्टेट वृद्धि (Benign Prostate Enlargement)

बढ़ती उम्र में प्रोस्टेट ग्रंथि के आकार एवं वजन में वृद्धि होती है, जो शरीर में पुरुष हॉरमोन, टेस्टोस्टेरॉन की कमी तथा स्त्री हार्मोन, एस्ट्रोजेन की उपलब्धता के कारण होती है। उम्र बढ़ने के साथ लगभग 85 प्रतिशत पुरुषों में प्रोस्टेट ग्रंथि का आकार तथा वजन बढ़ता है, जबकि 10 प्रतिशत लोगों में स्थिर रहता है तथा 5 प्रतिशत में घट जाता है। सामान्यतया पुरुष की उम्र चालीस वर्ष से साठ वर्ष होते समय प्रोस्टेट का वजन 20 ग्राम से बढ़कर 40 ग्राम हो जाता है। यह वृद्धि उम्र बढ़ने का प्रभाव है।

प्रोस्टेट ग्लैंड के बढ़ने से मूत्राशय के निकास मार्ग में सिकुड़न पैदा होती है तथा पेशाब करने में रुकावट पैदा हो सकती है। साठ वर्ष से ज्यादा उम्र के लगभग 15 प्रतिशत पुरुषों में प्रोस्टेट ग्रंथि की बढ़त के कारण कुछ तकलीफ होती है। उम्र के कारण शरीर में हुए परिवर्तनों के साथ हुए प्रोस्टेट ग्रंथ की वृद्धि को 'अघातक प्रोस्टेट वृद्धि' (Benign Prostate Enlargement) कहते हैं।

प्रोस्टेट ग्रंथि के कारण हुए मूत्र विकार को 'प्रोस्टेटिज्म' (Prostatism) कहते हैं। अधेड़ पुरुषों में पेशाब की तकलीफ का प्रमुख कारण प्रोस्टेट की वृद्धि होती है। ग्रंथि वृद्धि के कारण प्रभावित व्यक्ति को निम्नलिखित तकलीफ हो सकती है–

- बार-बार पेशाब करना, रात को कई बार पेशाब करने उठना।
- पेशाब लगने पर रोक नहीं पाना।
- रोकने का प्रयास करने पर एक-दो बूँद पेशाब टपक जाना।
- पेशाब करने में रुकावट (Obstruction), पेशाब करने के लिए जोर लगाना, कूंथना।

मूत्र प्रवाह में रुकावट होने पर पेशाब शुरुआत करने में दिक्कत (Hesitancy), रुक-रुककर पेशाब होना, पेशाब की धार का पतला होना जैसे प्रारम्भिक लक्षण होते हैं। ऐसे व्यक्तियों को रात्रि समय पेशाब जाने की इच्छा बार-बार होती है (Nocturia)।

मूत्र प्रवाह में रुकावट बढ़ने पर, पेशाब करते समय रोगी को जोर लगाना पड़ सकता है और कुंथना पड़ सकता है। पेशाब करने के बाद पूरा न कर पाने की फीलिंग हो सकती है।

रुकावट की चरम अवस्था में पेशाब पूरी तरह रुक जाता है तथा मूत्राशय में मूत्र जमा होने लगता है। रोगी मूत्र करना चाहता है, पर नहीं कर पाने के कारण दर्द से छटपटाता है। ऐसी स्थिति में पेशाब उतारने के लिए मूत्रनली (यूरेथ्रा) में महीन पाइप (कैथेटर) डालने की जरूरत पड़ सकती है।

लम्बी अवधि तक मूत्र प्रवाह में रुकावट होते रहने से मूत्राशय में एकत्र मूत्र में संक्रमण हो सकता है। कुछ रोगियों में मूत्रनलिकाओं (यूरेटर) के द्वारा मूत्र गुर्दों की दिशा में लौटकर (रिफ्लक्स) उन्हें क्षति पहुँचा सकता है।

अघातक प्रोस्टेट वृद्धि के कुछ रोगियों में रुकावट के स्पष्ट लक्षण नहीं होते हैं, परन्तु मूत्र प्रवाह के यंत्रों द्वारा जाँच-यूरोडायनामिक स्टडी में रुकावट के लक्षण पाए जा सकते हैं। अर्थात् प्रोस्टेट की वृद्धि के कारण मूत्रप्रवाह के रुकावट के प्रारम्भिक अवस्था में मूत्राशय ज्यादा जोर लगा करके रुकावट को पार कर लेता है।

II. घातक प्रोस्टेट वृद्धि (Malignant Prostate Enlargement)

अघातक (बिनाइन) एवं घातक (मैलिगनेंट, कैंसर) प्रोस्टेट रोग के लक्षण प्रायः एक समान होते हैं। अतः जाँच-पड़ताल के द्वारा कैंसर की सम्भावना नहीं होने की पुष्टि कर लेना आवश्यक होता है। पैंसठ वर्ष से ज्यादा उम्र के तथा मोटे लोगों में प्रोस्टेट कैंसर के होने की सम्भावना सामान्य से ज्यादा होती है। प्रोस्टेट कैंसर के होने के लिए कुछ वंशानुगत कारक-जेनेटिक रिस्क फैक्टर्स का भी पता चला है अर्थात् अगर पिता को प्रोस्टेट कैंसर हुआ हो तो पुत्र को भी होने की सम्भावना, सामान्य जीनवालों की तुलना में ज्यादा होगी। बढ़े हुए प्रोस्टेट में कैंसर होने की सम्भावना निम्न बातों से पता चलती है–

1. **गुदामार्ग की जाँच–**गुदा मार्ग में उंगली डालकर जाँच (Digital Rectal Examination) से प्रोस्टेट के वजन, आकार तथा उत्तकों की लचनशीलता का अनुमान लगता है। अगर ग्रंथि मुलायम है, तो भय की बात नहीं होती परन्तु इसके कड़े (हाडी) होने पर कैंसर की सम्भावना काफी रहती है।
2. **अल्ट्रासाउण्ड जाँच–**अल्ट्रासोनोग्राफी के द्वारा प्रोस्टेट ग्लैंड के चित्र लिए जाते हैं। इससे ग्रंथि के उत्तकों की गांठें स्पष्ट दिख सकती हैं। साथ ही, पेशाब करने के बाद मूत्राशय में बचे मूत्र की मात्रा, गुर्दों पर मूत्र प्रवाह में रुकावट के दुष्प्रभाव और मूत्र तंत्र की किसी अन्य बीमारी की उपस्थिति स्पष्ट हो जाती है।
3. **रक्त में पी.एस.ए. जाँच–**रक्त की एक विशेष जाँच पी.एस.ए. (प्रोस्टेट स्पेसिफिक एंटीजेन) के द्वारा प्रोस्टेट के कैंसर होने की सम्भावना का पता लगाया जाता है। प्रोस्टेट कैंसर के रोगियों में रक्त में इसकी मात्रा अत्यधिक बढ़ी होती है। ध्यान रहे, प्रोस्टेट कैंसर के निदान के लिए पी.एस.ए. जाँच एक सटीक जाँच नहीं है। यह अन्य कारणों से प्रोस्टेट के सूजन में बढ़ सकता है तथा दूसरी तरफ कुछ प्रोस्टेट कैंसर रोगियों में सामान्य भी हो सकता है। शरीर के किसी भी अंग में कैंसर की सटीक जाँच के लिए उत्तक के अंश, द्रव्य या रक्त में माइक्रोस्कोप से कैंसर कोशाणुओं को देखना अत्यावश्यक होता है।

4. **प्रोस्टेट की बायोप्सी**–विशेष प्रकार के अल्ट्रासाउंड उपकरण (ट्रांस रेक्टल सोनोग्राफी) को गुदामार्ग से प्रवेश कराके उत्तक का टुकड़ा निकाला जाता है, जिसे सूक्ष्मदर्शी उपकरण (माइक्रोस्कोप) में देखकर कैंसर का निदान किया जाता है।

नई शोध एवं समझ–

प्रोस्टेट ग्लैंड में कैंसर कोशिकाओं का पनपना बढ़ती उम्र के परिवर्तनों में एक है। प्रोस्टेट में कैंसर के अनेक मामले धीमी गति से वृद्धि करने वाले होते हैं जिनमें कैंसर के कारण मृत्यु की सम्भावना मात्र 250 में 1 होती है। ऐसे व्यक्तियों को गहन चिकित्सा (ऑपरेशन या कीमोथेरेपी) न देकर, कुछ हार्मोन की सुईयाँ देकर कैंसर को बढ़ने से रोका जा सकता है। इस दौरान नियमित अन्तराल पर प्रोस्टेट ग्लैंड की अल्ट्रासाउंड जाच एवं रक्त में पी.एस.ए. स्तर की जाँच करके कैंसर में हो रहे वृद्धि या परिवर्तनों पर निगाह रखी जा सकती है।

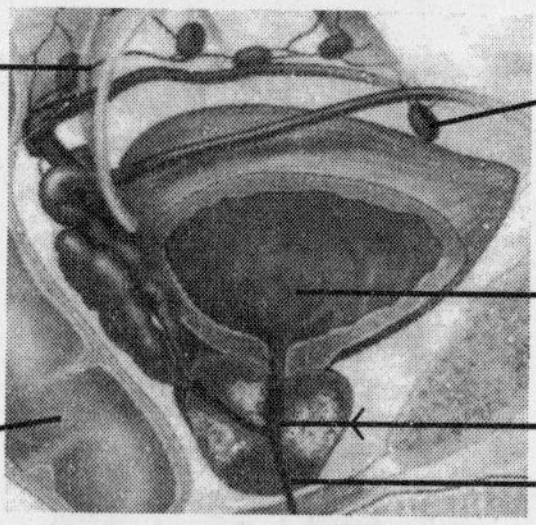

चित्र सं. 22–प्रोस्टेट ग्रंथि

III. प्रोस्टेट में सूजन (Prostatitis)

कीटाणुओं के संक्रमण के कारण प्रोस्टेट ग्रंथि में सूजन (Inflammation) हो सकती है, तथा कभी-कभी इसके भीतर घाव भी (Abscess) बन सकता है। संक्रमण तीव्र (Acute) या दीर्घकालिक (Chronic) हो सकता है।

प्रोस्टेट में सूजन होने पर गुदा मार्ग के समीप तेज दर्द होता है। साथ में, पेशाब में जलन एवं बुखार हो सकता है। मूत्र या प्रोस्टेट से निकले द्रव्य की कल्चर जाँच करके कीटाणु के प्रकार पता लगाया जाता है एवं सटीक कीटाणुरोधक दवा देकर इसका इलाज किया जाता है।

अध्याय-16

विविध
(Miscellaneous)

(क) मेटाबॉलिक सिंड्रोम (Metabolic Syndrome)

शरीर में कुछ जैव-रासायनिक परिवर्तनों (बायोकेमिकल चेंज) के होने पर व्यक्ति को रक्त नलिका सम्बन्धी बीमारियाँ ज्यादा होती हैं। ऐसे व्यक्तियों को हृदय, मस्तिष्क और अन्य अंगों की नलिकाओं में रुकावट होने की सम्भावना ज्यादा होती है एवं वे हृदय आधात (हार्ट अटैक) तथा मस्तिष्क आघात (ब्रेन अटैक) के ज्यादा शिकार होते हैं। इन परिवर्तनों के युग्म (सिंड्रोम) को मेटाबॉलिक सिंड्रोम कहते हैं।

मेटाबॉलिक सिंड्रोम (पर्यायवाची सिंड्रोम एक्स, रीवेंस सिंड्रोम) के मुख्य अवयव–

1. मधुमेह टाइप-2 (Type-II Diabetes)
2. उच्च रक्तचाप (Hypertension)
3. मोटापा (Obesity)
4. रक्त में लिपिड की गड़बड़ी (Lipid Disorder)
   कम हाइडेंसिटी लाइपोप्रोटीन (Low HDL)
   ज्यादा ट्राइग्लीसेराइड एवं लो डेंसिटी लाइपोप्रोटीन (High Triglyceride and LDL)

इनके अलावा मूत्र में एल्ब्यूमिन का प्रवाह, अल्ट्रासाउंड जाँच में फैटी लिवर, रक्त में यूरिक एसिड बढ़ा हुआ हो सकता है।

इस सिंड्रोम के बारे में सबसे पहले रीवेन नामक वैज्ञानिक ने 1988 में इशारा किया था। यूरोप एवं अमेरिका में बढ़ती समृद्धि और आरामदेह जीवन के कारण मोटे लोगों की तादाद में तीव्र वृद्धि हुई है और उनमें अधिकतर व्यक्तियों में मेटोबॉलिक सिंड्रोम के परिवर्तन पाए गए हैं। उनके रक्त नलिकाओं की अन्दरूनी झिल्ली में वसा का जमाव–एस्थेरोलोरोसिस ज्यादा पाया गया है। अधिक वजनवाले व्यक्तियों में चर्बी के जमा होने के आधार पर मोटापा का दो प्रकार देखा गया है–

1. पेट का मोटापा (Abdominal Obesity)–इनमें चर्बी का जमाव पेट के आस-पास ज्यादा होता है एवं धड़ का आकार सेब (Apple) के समान हो जाता है। ऐसे व्यक्तियों का पेट या तोंद सामने निकल जाता है।
2. कमर एवं पूरे शरीर का मोटापा (Generalised Obesity)–इनमें वसा का जमाव पूरे शरीर, विशेषकर जाँघ एवं कमर पर होता हे। इनके धड़ का आकार नाशपाती (Pear) जैसा हो जाता है।

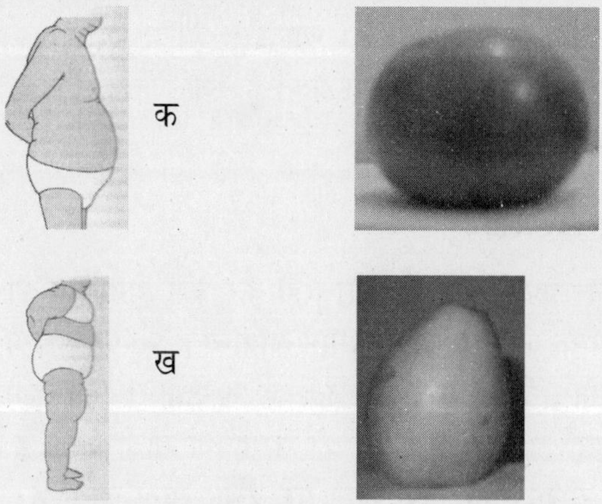

चित्र सं. 23–मोटापा में शरीर पर चर्बी के वितरण के प्रकार

(क) पेट का मोटापा (सेव का आकार) (ख) पूरे शरीर का मोटापा (नाशपाती का आकार)

कुछ अध्ययनों में पाया गया है कि जिन मोटे लोगों में चर्बी पेट के आस-पास ज्यादा होती है (सेब के आकार का धड़), उनमें मेटाबॉलिक सिंड्रोम की तकलीफें उन व्यक्तियों के तुलना में ज्यादा होती हैं जिनमें चर्बी कमर पर ज्यादा होती है (नाशपाती के आकार का धड़)। वयस्कों में नाभि

के पास नापी गई पेट की गोलाई 80 सेंटीमीटर से ज्यादा होने पर मधुमेह, हृदय की रक्तनली (कोरोनरी आर्टरी) की सिकुड़न तथा दिल का दौरा (हार्ट अटैक) होने की सम्भावना बढ़ जाती है।

भारतीयों, विशेषकर राजस्थान, पंजाब एवं गुजरात प्रदेश के निवासियों के भोजन में घी, तेल एवं वसा की मात्रा ज्यादा होती है। स्वागत-सत्कार के लिए अतिथियों को एवं प्यार-दुलार के लिए बच्चों को पूछ-पूछकर एवं दबाव देकर ज्यादा खाना खिलाया जाता है। अतः इन क्षेत्रों में मोटे लोगों की तादाद बढ़ती जा रही है।

गुर्दा रोग के परिप्रेक्ष्य में मेटाबॉलिक सिंड्रोम का महत्त्व इसलिए ज्यादा है कि मधुमेह एवं उच्च रक्तचाप जैसी बीमारियाँ कुछ वर्षों तक बनी रहने पर गुर्दों को हानि पहुँचाने लगती हैं।

मेटाबॉलिक सिंड्रोम से बचाव का एकमात्र उपाय है, वजन को नियंत्रित रखना। वजन को नियंत्रित रखने के लिए भोजन कम एवं शारीरिक मेहनत ज्यादा करने की जरूरत होती है। ज्यादा से ज्यादा पैदल चलने का प्रयास करना चाहिए। स्वास्थ्य से जुड़ी कहावत है, 'जो जितना (पैदल) चलेगा, वह उतना ही (उम्र) चलेगा।'

(ख) बुखार (Fever)

बुखार अपने आप में एक बीमारी न हो कर, कई बीमारियों का एक लक्षण है। एक वयस्क के शरीर का तापमान सामान्यतः 96-98.6 डिग्री फॉरेनहाइट (36-37 डिग्री सेंटीग्रेड) रहता है। जब यह 99 डिग्री से 100 डिग्री फॉरेनहाइट के बीच रहता है तो बुखार होने की सम्भावना सोची जाती है। 100 डिग्री फॉरेनहाइट से तापमान ऊपर जाने पर बुखार माना जाता है।

अत्यधिक गर्मी के दिनों में, जब बाहरी तापमान 45 डिग्री से. (110 डिग्री फॉरेनहाइट) से अधिक हो जाता है या ज्यादा शारीरिक श्रम या कसरत कर लेने के बाद शरीर का तापमान बिना किसी बीमारी के ही 100 डिग्री फॉरेनहाइट से ऊपर जा सकता है। चिकित्सक को बुखार की शिकायत बताने के पहले सम्भव हो तो थर्मामीटर से मुँह का तापमान चार-चार घंटे के अन्तराल पर नाप कर चार्ट बना लेना चाहिए।

गुर्दों की अनेक बीमारियों, जैसे बैक्टीरिया जनित मूत्र-तंत्र का संक्रमण, गुर्दे की टी.बी. आदि में रोगी को बुखार आ सकता है। बुखार का आना इंगित करता है कि शरीर आक्रामक कीटाणुओं से लड़ रहा है। रक्त की सफेद कोशिकाएँ (डब्ल्यू. बी.सी.) जब कीटाणुओं को नष्ट करती हैं तब 'पाइरोजेन' (Pyrogen) केमिकल निकलते हैं और बुखार कराते हैं।

बुखार होने पर प्राथमिक चिकित्सा के रूप में शरीर को भीगे तौलिए से बार-बार पोछना चाहिए (Cold Sponging)। मरीज को हल्के ढीले-ढाले वस्त्र पहन कर हल्के पँखे के नीचे रहना चाहिए जिससे जल के वाष्पन के साथ उसका तापमान गिरें।

बुखार होने पर निम्नलिखित स्थितियों में बिना देर किए चिकित्सक के सम्पर्क में आना चाहिए–

(क) छह माह से छोटे शिशु को बुखार

(ख) साठ साल से बड़े बुजुर्ग व्यक्ति को बुखार

(ग) तापमान 105 डिग्री फॉरेनहाइट से ऊपर जा रहा हो

(घ) बुखार के साथ गर्दन अकड़ी हो

(ङ) बुखार तीन दिनों से ज्यादा से रह रहा हो

बुखार में प्रायः व्यक्ति की भूख एवं मुँह का स्वाद भी खत्म हो जाता है। दूसरी तरफ, बुखार के कारण शरीर से प्रोटीन की क्षति होने लगती है। इसलिए कुछ अरसे तक बुखार रहने पर व्यक्ति दुर्बल हो जाता है।

बुखार के दौरान खाने-पीने का विशेष ख्याल रखना चाहिए एवं रोगी को जबरन भूखा नहीं रखना चाहिए। ठोस भोजन के बजाय तरल (लिक्विड) एवं सेमी-सॉलिड आहार (दूध, दलिया, सूप, खिचड़ी, हॉर्लिक्स, खीर आदि) दिया जा सकता है।

कई बार घरवाले बुखार से पीड़ित रोगी को रोटी-दाल-सब्जी देना बन्द करके अंगूर, अनार (बेदाना) और मौसमी-संतरा का रस देने लगते हैं जिनमें ऊर्जा (कैलोरी) नगण्य होती है। प्रायः रोगी ऐसे जूस पीने के अभ्यस्त भी नही होते हैं और भूख में कमी के कारण पर्याप्त खा भी नहीं पाते हैं। हमें बुखार के रोगी के पोषण एवं कैलोरी आपूर्ति का खयाल रखते हुए, जहाँ तक हो सके, सामान्य सुपाच्य भोज्य पदार्थ (रोटी, दाल, आलू, रसगुल्ला) ही देने चाहिए।

गुर्दा रोग—गुर्दा रोगी के शरीर का तापमान बढ़ने पर गुर्दों की कार्यशीलता घट जाती है। बढ़ा तापमान स्वयं एवं इसका कारक संक्रमण दोनों गुर्दे को प्रभावित करते हैं। चिरकालिक गुर्दा रोगी, जो प्रायः बुजुर्ग होते हैं, उनमें यह दुष्प्रभाव ज्यादा मुखर होता है। गुर्दा रोग में बुखार को सदैव गम्भीर लक्षण मान कर विशेषज्ञ की राय लेनी चाहिए।

(ग) गुर्दा रोग में योगासन एवं शिथिलीकरण तकनीक की भूमिका (Meditation & Relaxation Techniques)

सतही तौर पर सोचा जाए तो गुर्दा रोगों के होने एवं उसके उपचार में योग (Meditation) एवं तनावमुक्तता के उपायों (Relaxation Techniques) की कोई सीधी भूमिका नजर नहीं आती है। परन्तु देखा गया है कि गुर्दा रोग के अनेक रोगियों को साथ में मधुमेह एवं उच्च रक्तचाप की शिकायत रहती है। ये दोनों रोग गुर्दा को क्षति पहुँचाते हैं, अनियंत्रित होने पर उसकी गम्भीरता को बढ़ाते हैं, साथ ही, इनके नियंत्रित होने पर गुर्दा बेहतर काम करते हैं।

मधुमेह एवं उच्च रक्तचाप के नियंत्रण में योग आदि के प्रभाव को वैज्ञानिक अब स्वीकार कर चुके हैं। स्ट्रेस–तनाव मधुमेह एवं रक्तचाप, दोनों को बढ़ाता है। अतः कम गम्भीर गुर्दा रोगियों को, जिन्हें डायलिसिस आदि की जरूरत नहीं पड़ रही हो, योग-ध्यान आदि से निश्चित ही लाभ होने की सम्भावना होती है।

योग (Yoga)–योग जीवन जीने की एक पद्धति है, जो व्यक्ति को शारीरिक, मानसिक एवं आध्यात्मिक मजबूती प्रदान करके रोगों से लड़ने की क्षमता के साथ-साथ जीवन की कठिन परिस्थितियों से जूझने का सम्बल भी प्रदान करती है। योगासन, ध्यान, प्राणायाम, योग निन्द्रा, शिथिलीकरण एवं शाकाहार आदि इसके अवयव हैं।

योग-ध्यान जैसी विधियाँ, अनुलोम-विलोम, प्राणायाम आदि मधुमेह टाइप-2 के रोगियों को ज्यादा लाभ पहुँचा सकती हैं। तनाव, चिन्ता, क्रोध, भय आदि शरीर में कोर्टिजोन एवं एड्रिनेलिन नामक हार्मोन ज्यादा उत्पादित कराते हैं जो रक्त का दबाव एवं रक्त में शुगर के स्तर को बढ़ाते हैं। इनका

प्रभाव इन्सुलिन के रक्त-शुगर के स्तर को गिराने के असर के ठीक उल्टा होता है।

योगासन एवं शिथिलीकरण तकनीकें भले ही दवाओं का विकल्प न हों, परन्तु मधुमेह-रक्तचाप जनित गुर्दा रोगियों को निश्चित ही कुछ-न-कुछ लाभ पहुँचा कर एक बेहतर जीवन जीने में सहयोग कर सकती हैं।

शिथिलीकरण तकनीक (Relaxation Technique)–शरीर को तनावमुक्त करने के लिए शान्त वातावरण में बिस्तर या साफ जमीन पर शवासन की मुद्रा में लेटना। पीठ के बल लेटकर दोनों बाँह बाजू में ढीला कर छोड़ दे तथा धीरे-धीरे मगर गहरी साँस लें और छोड़ें। मन में, अपने ध्यान में किसी अच्छे दृश्य-पर्वत-सागर-आकाश की कल्पना करें। क्रमशः शरीर के सारे अंग को ढीला छोड़ दें। अलार्म लगाकर इस शवासन-शिथिलीकरण को 10-20 मिनट करना उचित होगा।

प्राणायाम–प्राणायाम से हमारे फेफड़ों में रक्त एवं वायु का संचार बढ़ता है जिससे रक्त में ऑक्सीजन की मात्रा बढ़ती है एवं हम ज्यादा उर्जावान महसूस करते हैं। प्राणायाम एवं योगासन से शरीर के विभिन्न अंगों में रक्त का संचार बढ़ता है। योग क्रियाओं से मन के विचार शुद्ध होते हैं एवं नैतिक तथा इच्छाशक्ति बढ़ती है।

(घ) धूम्रपान एवं तम्बाकू का सेवन (Smoking & Tobbaco Chewing)

तम्बाकू का सेवन, खैनी, जर्दा, गुटखा, पान-मसाला आदि के रूप में खाकर या बीड़ी, सिगरेट, सिगार, चुरुट, हुक्के के रूप में धूम्रपान करके किया जाता है। सिगरेट के डिब्बों पर लिखी चेतावनी 'धूम्रपान स्वास्थ्य के लिए हानिकारक है', प्रभावहीन होकर डिब्बे की सजावट का हिस्सा बन चुकी है। मीडिया में प्रचार एवं फिल्मों से प्रभावित हो कर स्कूल जाने वाले बच्चे भी गुटखा के लती (Addict) बन रहे हैं और आज युवा 'हर फिक्र को धुएँ में उड़ाता चला गया' जैसे गीतों की नकल कर रहे हैं।

तम्बाकू एव धूम्रपान से मुँह, गले फेफड़े और मूत्राशय का कैंसर होता है। भारत में प्रतिवर्ष होने वाले 9 लाख नये कैंसर रोगियों में एक तिहाई (तीन लाख) तम्बाकू के दुष्प्रभाव से होते हैं। सिगरेट में प्रयुक्त तम्बाकू

फेफड़े के कैंसर के लिए जिम्मेदार होती है, यह बात सिद्ध हो चुकी है। तम्बाकू में विद्यमान निकोटिन नामक रसायन कैंसरकारी है। साथ ही, रक्तनलियों को संकुचित कराके यह उच्च रक्तचाप, हृदय रोग एवं हृदय आघात कराता है।

कैंसर के अलावा तम्बाकू खाँसी, दमा, पेप्टिक अल्सर भी कराता है। इसके सेवन से रक्त धमनियों (आर्टरी) की अन्दरूनी झिल्ली पर वसा का जमाव बढ़ जाता है (एथेरोस्क्लेरोसिस)।

हृदय एवं धमनियों पर निकोटिन के दुष्प्रभाव का असर गुर्दों की कार्यक्षमता पर पड़ता है। हृदय के ठीक से रक्त पम्प नहीं कर पाने के कारण गुर्दे मूत्र बनाने का काम सही ढंग से नहीं कर पाते हैं। हृदय की निष्फलता (हार्ट फेल्योर) तेजी से गुर्दों की निष्फलता (प्री-रीनल तीव्र गुर्दा ह्रास) करा सकती है। धूम्रपान एवं तम्बाकू सेवन हृदय रोग के माध्यम से गुर्दों की कार्यशीलता घटा सकती है।

धूम्रपान से होने वाले खतरे, बीड़ी-सिगरेट पीने वालों (Active Smoker) के साथ-साथ, समीप उपस्थित अन्य व्यक्तियों को भी, उनके साँस में धुआँ जाने (Passive Smoker) के कारण होता है। तम्बाकू में पाया जाने वाला नाइट्रोसामीन रसायन शरीर में अवशोषित हो गुर्दों से उत्सर्जित होता है और मूत्राशय की थैली के कैंसर के लिए जिम्मेदार माना जाता है।

(ङ) बिस्तर में पेशाब करने की आदत (Bed-Wetting)

प्रायः शिशु में दो-तीन साल की उम्र होते-होते, जब वह चलने-फिरने लगता है, मल-मूत्र पर नियंत्रण रखने की क्षमता भी आ जाती है। कभी-कभी बच्चे आठ-दस साल तक की उम्र में भी रात में बिस्तर गीला कर देते हैं, जो माता-पिता के लिए परेशानी एवं उलझन का कारण बन जाता है।

बड़े बच्चों के द्वारा रात में बिस्तर में पेशाब करने से एक तो सामाजिक समस्या होती है, दूसरी, माता-पिता को बच्चे के मूत्र रोग से ग्रस्त होने का शक हो जाता है। बिस्तर गीला करनेवाले लगभग सभी बच्चों की गुर्दा-मूत्रतंत्र की जाँच पड़ताल में कोई गड़बड़ी नहीं मिलती है। अभिभावक को आश्वस्त करनेवाली दूसरी महत्त्वपूर्ण बात है कि ऐसे सभी बच्चे धीरे-धीरे इस आदत से

उबर जाते हैं। अतः यह बात स्पष्टतः समझ लेनी चाहिए कि बच्चों का केवल रात में अनजाने में बिस्तर गीला कर देना कोई गम्भीर बीमारी नहीं है।

हाँ, अगर बच्चा दिन में भी अनजाने में मूत्र त्याग कर देता है, और पैंट गीला कर देता है, तो यह निश्चित ही चिन्ता का विषय है। अगर बच्चा बार-बार पेशाब जाता है, पेशाब करते समय दर्द से चीखता है, अपने शिश्न को नोंचता है, पेशाब की धार पतली हो या बूँद-बूँद कर पेशाब हो रहा हो तो मूत्र रोग मान कर जाँच-पड़ताल और इलाज कराना चाहिए। अगर मूत्र करते समय स्वतः मलत्याग हो जाता हो तो भी बीमारी की सम्भावना पूरी रहती है।

रात में बिस्तर गीला करने वाले बच्चों को प्रायः माता-पिता डांटते रहते हैं, जो उचित नहीं है। बच्चा यह कार्य जान-बूझ कर नहीं कर रहा है। प्रायः ऐसे बच्चे तनाव एवं हीन भावना से ग्रस्त रहते हैं और डाँटने-फटकारने से उनके आत्मविश्वास में और कमी आ सकती है।

इस समस्या से मुक्ति पाने के लिए निम्न प्रयास किए जा सकते हैं–

1. रात में सोने के 2 घंटे पूर्व से जल एवं द्रव्य पदार्थ कम दिया जाए। सोने जाने के ठीक पहले पेशाब करा दें। रात को एक निश्चित समय पर उठाकर दोबारा पेशाब करा सकते हैं।
2. बिस्तर के समीप साफ पायजामा, चादर एवं रबर का गद्दा रखें। अगर बच्चा बिस्तर गीला करता है तो स्वयं कपड़े बदल लेगा।
3. पेशाब पर नियंत्रण की प्रैक्टिस–दिन के समय पेशाब लगने पर बच्चे से रोकने का प्रयास कराएँ। इससे पेशाब की थैली फैलेगी और यह पेशाब की ज्यादा मात्रा रोकने में सक्षम होगी। साथ ही, बच्चे का पेशाब रोकने पर नियंत्रण बढ़ेगा।
4. एलार्म सिस्टम–ऐसे उपकरण बनाए गए हैं, जो बच्चे के अंडरवीयर के गीला होते ही घंटी बजा कर उसे जगा देते हैं। इस चेतावनी से बच्चा पेशाब रोक लेता है।
5. दवाएँ–कुछ ऐसी दवाएँ उपलब्ध हैं जो (1) मूत्राशय को रिलैक्स कर पेशाब उतरने से रोकती हैं या (2) पेशाब का बनना कम कर देती हैं। इनका सेवन ऊपर बताए गए उपायों के साथ, चिकित्सक की सलाह पर किया जा सकता है।

बिस्तर गीला करनेवाले बच्चों के माता-पिता को पुनः आश्वस्त किया जाता है कि 11-12 साल की उम्र आते-आते यह आदत समाप्त हो जाती है।

वयस्कों में अनैच्छिक मूत्रता (Urinary Incontinence)

कभी-कभी वयस्क पुरुष या स्त्री भी अपने मूत्र पर नियंत्रण नहीं रख पाते हैं एवं मूत्र रोकने के प्रयास के बावजूद पेशाब कर देते हैं।

(क) स्त्रियों में कभी-कभी कई बच्चों के प्रसव या गर्भाशय के ऑपरेशन के बाद पेडू की अन्दरूनी मांसपेशियाँ कमजोर एवं ढीली हो जाती हैं। ऐसे में कभी-कभी खाँसने-छींकने से पाँच-दस मि.ली. मूत्र निकल आता है। कसरत के द्वारा पेल्विस की मांसपेशियों को मजबूत करके मूत्र पर नियंत्रण पाया जा सकता है।

(ख) बुजुर्गों में प्रोस्टेट ग्रंथि के बढ़ने पर यह मूत्राशय में उभर (Protrude) जाता है और मूत्रनली की अन्दरूनी संवेदनशील झिल्ली मूत्र के सम्पर्क में आने लगती है। ऐसे में कभी-कभी प्रभावित व्यक्ति को पेशाब करने की इतनी तेज इच्छा होती है कि पेशाबघर पहुँचते-पहुँचते कपड़ों में पेशाब हो जाता है।

(ग) मानसिक रोगी तथा नसों (नर्व, स्पाइनल कार्ड, मस्तिष्क) आदि के रोगों में भी पेशाब से नियंत्रण घट सकता है।

दोनों पैरों के लकवा (पैरालिसिस) या शरीर के अर्धांश (एक तरफ के हाथ पैर) के लकवा में भी पेशाब पर नियंत्रण समाप्त हो सकता है।

अध्याय-17

शब्दावली
(Glossary)

1. **रक्तचाप (ब्लडप्रेशर)**–धमनी (आर्टरी) में प्रवाहित हो रहे रक्त का दबाव। वयस्क में सामान्य रक्तचाप सिस्टोलिक 80 से 120 मि.मी. तथा डायस्टोलिक 60-90 मि.मी. मरक्युरी होता है।
2. **यूरिया एवं क्रिएटिनीन**–मेटाबोलिज्म के दौरान बना अनुपयोगी उत्सर्जी व्यर्थ पदार्थ। गुर्दों के सही काम न करने पर रक्त में इनकी मात्रा बढ़ जाती है।
3. **चयापचय (मेटाबोलिज्म)**–शरीर में होने वाली सभी जैव रासायनिक क्रियाओं को चयापचय कहते हैं। इनमें भोज्य पदार्थों को अवशोषित कर कोशिकाओं-उत्तकों को निर्माण करनेवाली (Anabolic) एवं शरीर के कार्य करने में नष्ट होनेवाली (Catabolic), दोनों प्रकार की क्रियाएँ शामिल हैं।
4. **डायलिसिस (Dialysis)**–गुर्दों के सही ढंग से काम नहीं कर पाने की स्थिति में, कृत्रिम गुर्दा मशीन के सहारे रक्त को शुद्ध करने की प्रक्रिया को डायलिसिस कहते हैं।
5. **हार्स-शू किडनी (Horse-Shoe Kidney)**–अश्वनाल आकृति का गुर्दा जब जन्मजात विकृति के कारण गुर्दों के निचले छोर आपस में जुड़कर घोड़े की नाल की आकृति बना दे। ऐसे गुर्दों में मूत्रवाहिनी (यूरेटर) पर दबाव के कारण रुकावट की सम्भावना बढ़ जाती है।

6. **युरीमिया (Uraemia)**–गुर्दों के सही ढंग से काम नहीं करने पर होने वाली शारीरिक स्थिति एवं लक्षणों को युरीमिया कहते हैं, जिसका शाब्दिक अर्थ है–'रक्त में मूत्र'। इस अवस्था में रक्त में यूरिया एवं क्रिएटिनीन की मात्रा बढ़ जाती है, जो सामान्यतया मूत्र से उत्सर्जित हो जाते हैं। एजोटीमिया (Azotaemia) मिलता-जुलता शब्द है।
7. **गुर्दा रोग की चरम अवस्था (End-Stage Renal Disease)**–जब चिरकालिक या दीर्घावधि गुर्दा रोग में डायलिसिस या गुर्दा प्रत्यारोपण अपरिहार्य हो जाए तो उसे 'एंड-स्टेज-रीनल-डिसीज' कहते हैं।
8. **लिथोट्रिप्सी (Extracorporeal Shock Wave Lithotripsy)**–बिना शरीर पर चीरा लगाए, विशेष उपकरणों से पथरी को चूर करने की प्रक्रिया को लिथोट्रिप्सी कहते हैं एवं उपकरण को लिथोट्रिप्टर (Lithotripter) कहते हैं।
9. **नेफ्रॉन (Nephron)**–गुर्दे की कार्यकारी ईकाई, जो छन्ने का काम करती है। एक गुर्दे में लगभग 10 लाख नेफ्रॉन होते हैं।
10. **दिमागी मृत्यु (Brain Death)**–सामान्यतया मृत्यु का अर्थ हृदय गति का रुक जाना होता है। हृदय के रुकने पर शरीर के सभी अंगों की रक्त आपूर्ति बन्द हो जाती है एवं वे काम करना बन्द कर देते हैं। कभी-कभी सिर में चोट लगने, मस्तिष्क की धमनी (आर्टरी) के फटने या इसमें थक्का जमने अथवा मस्तिष्क का कैंसर होने पर व्यक्ति के दिमाग को अपूरणीय क्षति पहुँचती है, पर दिल धड़कता रहता है। ऐसे बेहोश रोगियों को भले ही कृत्रिम साँस की मशीन, वेंटीलेटर एवं अन्य मशीनों के द्वारा जिन्दा रखा जाता है, पर उनके होश में आने की सम्भावना शून्य हो जाती है, जिस स्थिति को ब्रेन-डेथ कहते हैं।

    ऐसे बेहोश रोगियों की डॉक्टरों की एक टीम द्वारा सघन जाँच की जाती है, इनके रक्त एवं मस्तिष्क के स्पन्दनों की जाँच (ई.ई.जी.) की जाती है। जब सभी जाँचों के बाद यह निष्कर्ष निकलता है कि व्यक्ति का मस्तिष्क पुनः काम नहीं कर सकेगा, तब ब्रेन डेथ का प्रमाण दिया जाता है।

ब्रेन डेथ की अवधारणा का, प्रत्यारोपण के लिए अंगों एवं उत्तकों की उपलब्धता पर महत्त्वपूर्ण प्रभाव है। अगर किसी व्यक्ति का दुर्घटना के कारण मस्तिष्क पूरी तरह से क्षतिग्रस्त हो चुका है, पर हृदय गति एवं साँस चिकित्सा के कारण चल रही हो, तो 'ब्रेन-डेथ' सिद्ध हो जाने पर उसके शरीर के अनेक अंग, जैसे गुर्दा, लिवर, कॉर्निया और त्वचा आदि प्रत्यारोपण के लिए उपलब्ध किए जा सकते हैं।

'ब्रेन-डेथ' का प्रमाण (सर्टिफिकेट) देने के लिए डॉक्टरों की एक स्वतंत्र टीम, जिसमें अंग प्रत्यारोपण से जुड़े डॉक्टर नहीं रहते हैं, दो बार व्यक्ति की विस्तृत जाँच करती है, तब ही इसके सबूत पाए जाने पर ब्रेन-डेथ का प्रमाण पत्र देती है।

दिमाग से मृत के मरीजों के अंग (गुर्दा, लिवर, कॉर्निया आदि) प्रत्यारोपण के लिए दिए जा सकते हैं।

ध्यान देने योग्य बात है कि दिमागी मृत्यु की अवधारणा को अभी भारतवर्ष के कानून में मान्यता नहीं मिली है।

11. **नेफ्रोलोजिस्ट (Nephrologist)**–गुर्दा रोग विशेषज्ञ, जो औषधि के द्वारा उपचार करते हैं।

12. **यूरोलोजिस्ट (Urologist)–मूत्र**-रोग विशेषज्ञ, जो औषधि से इलाज के साथ-साथ मूत्र तंत्र के ऑपरेशन (सर्जरी) भी करते हैं।

13. **जलोदर (Ascites)**-पेट (**पेरिटोनियल कैविटी**) में जल के जमाव को जलोदर कहते हैं। यह पूरे शरीर के सूजन का हिस्सा या पेट की किसी बीमारी के कारण हो सकता है।

14. **काइलुरिया (Chyluria)**–मूत्र में लिम्फ के आने पर यह गाढ़ा दूध जैसा हो जाता है, जिसे काइलुरिया कहते हैं। ऐसा प्रायः मूत्रवाहिनी (युरेटर) के आस पास कि लिम्फ नलियों के फाइलेरिया के कारण अवरुद्ध हो जाने से होता है।

15. **तपेदिक (पर्यायवाची-टी.बी., ट्यूबरकुलोसिस, यक्ष्मा, क्षयरोग, कॉक्स डिसीस)**–माइक्रोबैक्टीरियम ट्यूबरकुलस नामक बैक्टीरिया के संक्रमण से होने वाली बीमारी, जो मुख्यतया फेफड़ों में होती है, पर शरीर का कोई अंग इससे अछूता नहीं है।

16. **तीव्र (Acute)**–जब कोई रोग तेजी से बढ़े और कुछ घंटों या दिनों में पूरी तरह परिलक्षित हो।

17. **चिरकालिक (क्रोनिक, पर्याय-दीर्घकालिक, जीर्ण)**–जब कोई बीमारी लम्बे अरसे से धीरे-धीरे बढ़े और पूरी तरह पनपने में महीनों या वर्षों का समय लगे।

18. **बॉडी मास इण्डेक्स (BMI, Body Mass Index)**–शरीर का वजन, शरीर की लम्बाई पर निर्भर करता है। वयस्क मनुष्य के वजन की उसके कद से तुलना करके, वजन के सामान्य या अधिक होने का अनुमान लगाया जाता है। इस संकेत को अंकों में व्यक्त करने के लिए एक फॉर्मूला बनाया गया है–

    बॉडी मास इंडेक्स = (किलोग्राम में वजन) ÷ (मीटर में कद)^2

		BMI
सामान्य (Normal)	–	25 से कम
अधिक वजन (Over weight)	–	25 से 28
मोटापा (Obese)	–	28 से ज्यादा

19. **विश्व गुर्दा दिवस (World Kidney Day)**–विश्व की आबादी में मोटे एवं बुजुर्गों तथ मधुमेह-उच्च रक्तचाप के रोगियों की संख्या बढ़ने से गुर्दा रोगियों की संख्या बढ़ रही है। अतः जनता में गुर्दा रोग की जानकारी एवं जागरूकता बढ़ाने के लिए प्रतिवर्ष मार्च के दूसरे गुरुवार को 'विश्व गुर्दा दिवस' का आयोजन किया जाता है। वर्ष 2011 में 10 मार्च को किए गए आयोजनों में, गुर्दा रोगियों में हृदय रोग ज्यादा होने की सम्भावना पर प्रकाश डाला गया। गुर्दा रोगियों में हार्ट अटैक की सम्भावना ज्यादा होती है।

    मूत्र में एल्ब्यूमिन की बढ़ी हुई मात्रा से गुर्दा रोग का प्रारम्भिक अवस्था में निदान किया जा सकता है। 35-40 वर्ष के उम्र के वयस्कों के रूटीन हेल्थ चेक के दौरान मूत्र में एल्ब्यूमिन की मात्रा माप कर गुर्दा रोग की सम्भावना पता लगाया जा सकता है।

अध्याय-18

वजन चार्ट
(Weight Chart)

कद के हिसाब से वयस्क (25 वर्ष से बड़े) पुरुष-स्त्री के आदर्श वजन की तालिका–

कद (सें.मी. में)	*कद (फुट-इंच में)*	*वजन-पुरुष (कि.ग्रा.)*	*वजन-स्त्री (कि.ग्रा.)*
152	5'0"	50.8-54.4	50.8-54.4
155	5'1"	51.7-57.3	51.7-55.3
157	5'2"	56.3-60.3	53.1-56.7
160	5'3"	57.6-61.7	54.4-58.1
162	5'4"	58.9-63.5	56.3-59.9
165	5'5"	60.8-65.3	57.6-61.2
168	5'6"	62.2-66.7	58.9-63.5
170	5'7"	64.0-68.5	60.8-65.3
173	5'8"	65.8-70.8	62.2-66.7
175	5'9"	67.6-72.6	64.0-68.5
178	5'10"	69.4-74.4	65.8-70.3
180	5'11"	71.2-76.2	67.1-71.7
183	6'0"	73.0-78.5	68.5-73.9
185	6'1"	75.3-80.7	73.3-80.7
188	6'2"	77.6-83.5	77.6-83.5
190	6'3"	79.8-85.9	79.8-85.9

अध्याय-19

संकेत सूची
(Index)

उत्सर्जन तंत्र (Excretory System), 15
गुर्दा (Kidney), 16
नेफ्रॉन (Nephron), 16
मूत्राशय (Urinary Bladder), 18
गुर्दों का कार्य (Functions of kidney), 19
मूत्र (Urine), 20
अस्थानी गुर्दा (Ectopic Kidney), 22
अश्वनाल आकार गुर्दा (Horse-Shoe Kidney), 23
वक्राकार गुर्दा ('S' Shaped Kidney), 23
छोटा गुर्दा (Small Kidney), 23
एकल गुर्दा (Solitary), 23
पॉलिसिस्टिक गुर्दा रोग (Polycystic Kidney Disease), 25
फ्लोटिंग गुर्दा (Floating Kidney), 26
सूजन (Edema), 27
शरीर में सूजन के कारण (बॉक्स सं. 1), 29
अल्पमूत्रता (Oliguria), 30
अमूत्रता (Anuria), 30
अतिमूत्रता (Polyuria), 30
पेशाब मे जलन (Dysuria), 30
पेशाब में रक्त (Haematuria), 32
तीव्र गुर्दाशोथ (Acute Nephritis), 34
चिरकालिक गुर्दाशोथ (Chronic Glomerulonephritis), 35

नेफ्रोटिक सिंड्रोम (Nephrotic Syndrome), 36
संक्रमण (Infection), 37
हिपैटो रीनल सिंड्रोम (Hepatorenal Syndrome), 38
गुर्दे की तपेदिक (Renal Tuberculosis), 39
गुर्दे की पथरी (Renal Stones), 41
विभिन्न रासायनिक पदार्थों की पथरी (Chemical composition of stones) (बॉक्स सं. 2), 44
पथरी के कारण (Causes of Stone Formation), 44
पथरी के लक्षण (Symptoms of Stone), 45
पथरी के इलाज (Lithotripsy), 49
दर्दहीन पथरी (Silent Stone), 51
पथरी से बचाव के लिए भोजन (बॉक्स सं. 3), 54
पथरी में परहेज (बॉक्स सं. 4), 55
मूत्र की जाँच (Urine Test), 56
मूत्र में क्रिस्टल के प्रकार, 59
एक्स-रे (X-Ray), 59
अल्ट्रासाउंड (Ultrasound), 61
सी.टी. स्कैन (CT Scan), 64
एम.आर.आई. (Magnetic Resonance Imaging), 64
अन्तर्देशी जाँच (Endoscopy), 64
बायप्सी (Biopsy), 65
पथरी का विश्लेषण (Stone Analysis), 65
रक्तचाप (Blood Pressure),72
उच्च रक्तचाप (High Blood Pressure), 73
व्यक्तित्व गुण (Personality Trait), 74
मधुमेह की प्रक्रिया (Changes in diabetes) (बॉक्स सं. 6), 66
मधुमेह के प्रकार (Types of Diabetes), 67
मधुमेह का गुर्दों पर दुष्प्रभाव (Diabetic Nephropathy), 68
मधुमेह में आहार (Diet in Diabeties), 71
दर्दनाशक दवाएँ (Painkiller Medicine), 78
आयुर्वेदिक दवाएँ (Ayurvedic Medicine), 80
दवा सेवन में सावधानी (Precautions with medications) (बॉक्स सं. 7), 81
तीव्र गुर्दा ह्रास (Acute kidney Injury), 83
तीव्र गुर्दा ह्रास के कारण (Causes of acute kidney injury) (बॉक्स सं. 8), 84

चिरकालिक गुर्दा रोग (Chronic kidney Disease), 85
गुर्दा ह्रास का शरीर के विभिन्न अंगों पर प्रभाव, 86
चिरकालिक गुर्दा रोग में वृद्धिकारक तत्त्व (Reversible aggraveting factors in chronic kidney disease) (बॉक्स सं. 9), 89
गुर्दा रोग की चरम स्थिति (End Stage Renal Disease), 90
गुर्दा रोग के द्वारा गुर्दों की कार्यक्षमता बचाए रखने के उपाय (बॉक्स सं. 10), 90
चिरकालिक गुर्दा रोग में आहार (Diet in Chronic Renal Disease) (बॉक्स सं. 11), 91
डायलिसिस (Dialysis), 93
हीमोडायलिसिस (Haemodialysis), 93
पेरिटोनियल डायलिसिस (Peritoneal Dialysis), 94
गुर्दा प्रत्यारोपण (Renal Transplantation), 96
गुर्दा प्रत्यारोपण की कठिनाइयाँ (Difficulties with Renal Transplantation), 99
गुर्दा प्रत्यारोपण एवं गर्भधारण (Pregnancy in Renal Transplant patient), 104
गुर्भावस्था की मधुमेह (Gestational Diasease), 103
गुर्दा रोग में शाकाहार (Role of Vegetarianism in kidney Diseases), 105
गुर्दा रोग में नमक (Salt in Kidney diseases), 105
गुर्दा रोग में वजन नियंत्रण (Weight Control in Kidneys Diseases), 105
गुर्दा रोग में शराब (Alcohol in Kidneys Diasease), 106
गुर्दा रोग में कैफिन (Caffeine in Kidneys Diasease), 106
गुर्दा रोग में भावनाओं पर नियंत्रण (Control on Emotions in Kidneys Diasease), 106
जीवनशैली में बदलाव का रक्तचाप पर प्रभाव (Effect of life style changes on blood pressure) (बॉक्स सं. 12), 107
अघातक प्रोस्टेट वृद्धि (Benign Prostate Enlargement), 108
प्रोस्टेट कैंसर (Prostate Cancer), 110
रक्त में पी.एस.ए. जाँच (P.S.A. Test), 110
मेटाबॉलिक सिंड्रोम (Metabolic Syndrome), 112
बुखार (Fever), 114
योगासन (Yoga), 116/119
धूम्रपान (Smoking), 118
बिस्तर में मूत्र त्याग होना (Bed Wetting), 116/118
वयस्कों में अनैच्छिक मूत्रता (Urinary Incontinence in Adults), 118/120

❑❑❑